少食健康

盛紫玟 著

科学技术文献出版社
SCIENTIFIC AND TECHNICAL DOCUMENTATION PRESS
·北京·

图书在版编目(CIP)数据

少食健康 / 盛紫玟著. —北京：科学技术文献出版社，2014.3
ISBN 978-7-5023-8691-7

Ⅰ. ①少… Ⅱ. ①盛… Ⅲ. ①饮食营养学－基本知识 Ⅳ. ① R151.4

中国版本图书馆 CIP 数据核字（2014）第 035795 号

少食健康

策划编辑：邢学勇　责任编辑：孙江莉　邢学勇　责任校对：张燕育　责任出版：张志平

出　版　者	科学技术文献出版社	
地　　　址	北京市复兴路15号　邮编 100038	
编　务　部	（010）58882938，58882087（传真）	
发　行　部	（010）58882868，58882874（传真）	
邮　购　部	（010）58882873	
官 方 网 址	http://www.stdp.com.cn	
发　行　者	科学技术文献出版社发行　全国各地新华书店经销	
印　刷　者	北京彩虹伟业印刷有限公司	
版　　　次	2014 年 3 月第 1 版　2014 年 3 月第 1 次印刷	
开　　　本	880×1230　1/32	
字　　　数	136千	
印　　　张	8	
书　　　号	ISBN 978－7－5023－8691－7	
定　　　价	32.80元	

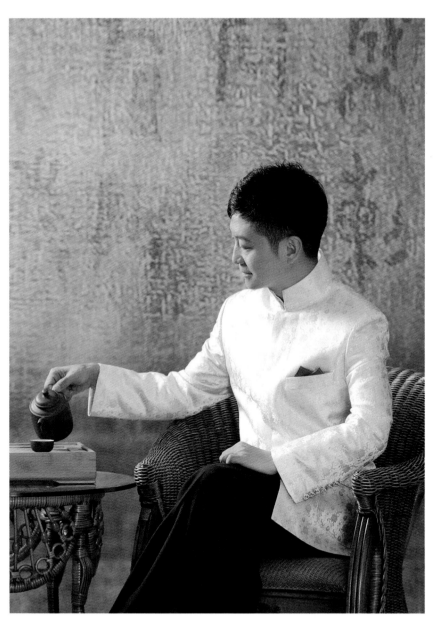

"人类少食健康工程"发起人
"123生命工程"俱乐部创始人
北京大管家健康科技发展有限公司创办人

盛紫玟

吃饭不只是为了填饱肚子更是品味美食品味人生享受生活的过程

盛紫玟

少食，更助健康。

——零点研究咨询集团董事长、飞马旅发起人　袁　岳

对于衣食无忧的人而言，饥饿感越来越稀缺，越来越珍贵。很多病是吃饱撑出来的，让我们的身体慢慢适应"少食"状态，跟上"少食生活"的节奏。

——品牌中国产业联盟秘书长、顺风车发起人　王　永

让身边的人少食也是一种爱。想健康，少吃点；少吃点，更健康。盛紫玟老师给我们的"少食"智慧是：少、慢、细、精、味、简。

——北京紫禁城国医馆执行总裁　李　欣

我倡议大家都加入"人类少食健康工程"中来，为自己，也为我们的子孙后代。少食一点，功德无量。

——名城建设集团有限公司董事长　李　文

少食，能让肠胃暂时得到休息，也能减轻脏腑负担，让生命回归年轻态。

——天府盛国际物流董事长　宋文洁

少食一点，少点觥筹交错，不仅对自己的健康有好处，还能有更多的时间陪陪孩子、另一半以及父母亲。和家人多互动、多沟通，有利于整个家庭氛围的和谐。

——博达惠恩知识产业集团董事长　段博惠

盛紫玟老师抱着"人与自然和谐"之道、之美的初衷，揭示了少食与健康的关系，像把被珠遗之光，又重新迸发出异彩。

——知名传媒人、《大河报》总监　李耀东

目 录

Part 5 金品质生活从少食开始

自序

据世界卫生组织预测：

到 2015 年，生活方式病将成为人类的头号杀手，即由不健康生活方式所造成的疾病如心脑血管病、恶性肿瘤、高血压、糖尿病等将会大幅上升。

到 2015 年，发达国家癌症死亡人数将为 300 万人，发展中国家为 600 万人，全年预计死亡人数达 900 万人。我国每年新发癌症病人 160 万人，死亡 130 万人。

而发达国家心血管病的死亡人数将从 1985 年的 1320 万人增至 2450 万人，同时发展中国家死于此病的人数也将由 720 万人增至 1670 万人，重复发达国家心脏病的历史。

肿瘤在十大主要死亡原因中占第三位，每年要夺去 630 万人的生命。

预计 2025 年世界糖尿病患者将超过 3 亿，而中国糖尿病患者的人数会超过印度，跃居第二位。

另外，世界卫生组织在 2013 年的世界卫生日公布了重要信息：高血压可导致心脏病发作、中风和其他严重的健康问题。

它影响到超过 1/3 的成人，每年造成全世界 900 多万人死亡，并可引起肾衰竭、盲症、血管破裂以及脑损伤。

……

这些因"疾病"引发的"死亡数据"看起来让人触目惊心。可是，许多人并不是死于疾病，而是死于无知！

据统计，我们每个人一年的平均饮食消费量达 1 吨之多。试想，如果这些食物并不是身体必需，而只是被我们机械地塞到肚子里，时间久了，会对身体造成什么影响？或许我们一时感觉不到不适，也发现不了身体的异样，可是一旦真到了"晚期"，往往就已经比较严重了。

如今，由超重和肥胖引起的高血脂、高血压、高血糖、冠心病、脑血管病、脂肪肝等慢性非传染性疾病患者还在继续增加。这些疾病和人们不良的饮食习惯有很大的关系：暴饮暴食；过馋、过贪；劝吃、劝喝；饮食过快；多点、多吃不自知；重口味等，都会在我们的身体里埋下一颗"定时炸弹"。因此可以毫不夸张地说，很多"病"是吃饱"撑"出来的！

　　端午吃粽子，中秋吃月饼，过年吃饺子，元宵吃汤圆……好像有了"吃"这件事，节日气氛才够热闹。

　　喜得贵子、同事高升、金榜题名、乔迁之喜、喜结连理，大家也要欢欢喜喜聚一起吃一顿……好像只有"吃"才能显示出人逢喜事精神爽的感觉。

　　各大餐馆残肴满桌、弃羹盈桶的场面屡见不鲜……中国人在餐桌上浪费的粮食、餐桌"剩宴"被倒掉的食物十分惊人。"吃饭"之风越演越烈，浪费现象越来越严重，让人担忧。习近平总书记曾在新华社一份《网民呼吁遏制餐饮环节"舌尖上的浪费"》的材料上作出批示。从文章反映的情况看，也让我们从另一个侧面明白：大力弘扬中华民族勤俭节约的优秀传统的重要性，以及"少食"的紧迫性。

　　可是，生活中，我们却经常以"爱"的名义让身边的人多吃：父母劝孩子多吃；儿女嘱咐老人多吃；全家人劝孕妇多吃；聚餐时，我们劝朋友多吃；吃自助时，我们劝自己多吃；酒桌应酬，我们又劝客户多吃……最后，我们吃多了，吃难受了，吃出病来了。这不但浪费了粮食，也损害了身体。其实，"光盘"

的初衷并不是让大家吃撑了，吃光了，而是要有节制的意识：少点、少食。

我们应该清醒地认识到：现在的中国已然处于饱食时代，早已经和过去的饥馑时代挥手告别了。所以，我们要从观念上有所转变，对"吃"有一种新的思考和认识，在饮食习惯上做到与时俱进。

事实上，少食的饮食理念已经成为一种时尚。我将通过自己的亲身经历和实际体会告诉你少食的重要性。

我将细致地为你分析：吃多"不自知"是致病的根源；"一日三餐"只是一种思维程序；饥饿只是一种感觉；对食物的依赖会成为食物的奴隶；适应少食的过程是适应"自然"的过程；让身边的人少吃点也是一种爱；贵族不是一代的事儿；少食和开启金品质的人生之间的密切联系；寿命是从嘴里省出来的；少食对驾驭生命能产生强大的蝴蝶效应……

也许你会问我，怎么想到去研究少食呢？怎么会对这项工程抱有巨大的热情？其实，一个是源于我自己的经历，再一个就是源于身边的人给我的鼓励和支持。

以前，我也认为吃饭是生活中"司空见惯"和十分重要的事。尤其在我出生的年代里，粮食严重匮乏，当时的我就觉得，如果有一天能把肚子填饱该多幸福啊！可是，一次特殊的经历让我对健康，对生活和生命有了新的思考。

23岁那年，我因为工作过度劳累而突然停止了呼吸。"死亡"来得那么突然，甚至连恐惧和痛苦都没来得及体会。幸运的是，后来我醒过来了。当我迷迷糊糊看着身边至亲至爱的人正在为我伤心落泪时，我才明白了——死亡，对于死者来说也许还算简单和平静，可对于生者来说，是一种多大的痛苦和煎熬啊！

生命是什么？生命为什么会如此脆弱？到底是谁在主宰着我们的生命？我们的生命到底从哪里来，又将到哪里去？怎样让生命变得更加强大，有足够的时间去享受与亲人的天伦之乐？怎样去承担和实现自己使命，让大家都能健康、快乐、幸福？从那之后，我就一直在思考这些问题。

思虑再三后，我决定放弃自己原来从事的事业，将全部的时间和精力都用在对生命的探索和研究上。

我走遍了全国各地的名山大川，实地考察了大自然的神奇；

我翻遍了古圣先贤们的典籍，像海绵一样吸收着他们的智慧；

我访遍了无数长寿老人，孜孜以求地解读着生命的奇迹；

我用敏感的神经感悟着生命的真谛，探索着人类和宇宙的终极智慧。

我时时刻刻探索着、践行着、思考着人如何拥有健康，如何增强生命的力量，如何最大限度地实现人生的价值和意义。

在这个漫长的过程中，我对生命有了全新的认识。

后来，我有幸参加了一次"辟谷"，也真正明白了身体本身具有无限的潜能。人本身就是自然的产物，应该顺应自然并且调动身体内在的自然潜能，从而更好地实现"天人合一"。可现实生活中，我们又不得不因为工作、应酬去参加各种社会活动。我们把自己完全定位为"社会人"了，以至于忘记了先天具备的那一点可贵的自然属性。

我们的知觉变得麻木，我们容易被习惯支配，我们吃多了却浑然不觉，吃出病来了还没有意识到饱食是撑出疾病的重要原因之一。

所以，渐渐地，我尝试着从"辟谷"过渡到"少食"，一天一天实践并感受着身体的变化。当我发现了其中的妙处之后，我又把这些年来积累的理论知识和实操经验分享给我的家人、朋友以及更多的人。他们的变化也同样让我感到惊喜。哦，原来，"辟谷"是可以融入到生活中来的。

经过一段时间的研究和摸索，后来，断断续续地，我脑袋里开始初步有了一些想法。当进一步确定了"少食"的可行性后，我在 2011 年 10 月份正式提出"人类少食健康工程"，并不断呼吁、呐喊更多的人来加入我们，从一个细微的习惯开始改变，从一饮一食开始，为自己、为家人、为社会、也为全人类！

这期间，陆陆续续有些人也加入进来，并且和我一起推广这项事业，我都心存感激。

在此，我要特别感谢我的夫人管清霞、我的孩子们以及各界同仁的支持，感谢刘志则先生和李宛儒女士的帮助，感谢编辑冯雪女士和刘彩茹女士的辛苦付出，因为你们，这本书才得以面世。

　　当然，任何一项"工程"都不是一个或几个人就能完成的，当我们每个人不辜负生命给我们的重托时，我们的地球才会成为更加和谐的家园，我们每个人才能活出真正的自在和喜悦。

　　这条路还很漫长，现在，让我们重新发现生命的价值和意义，在前行的道路上给彼此送上一份关怀和健康。在此，我真诚地希望本书能给每一位朋友一份建议、一份鼓舞、一份支持、一份力量和一份希望：每天少食一餐，每餐少食 1/3，让我们一起走过 123 岁！

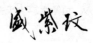

Part 1
很多病都是吃饱"撑"的

很多病都是吃饱 "撑" 的

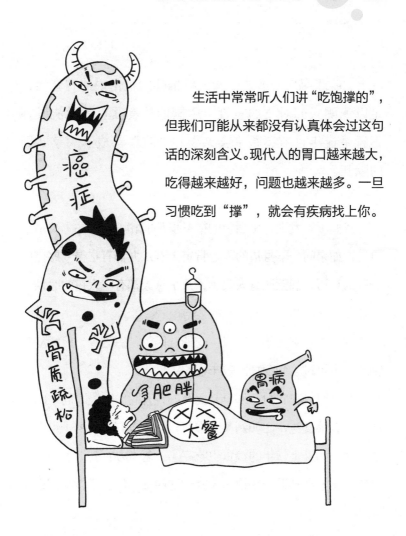

　　生活中常常听人们讲 "吃饱撑的"，但我们可能从来都没有认真体会过这句话的深刻含义。现代人的胃口越来越大，吃得越来越好，问题也越来越多。一旦习惯吃到 "撑"，就会有疾病找上你。

"吃了吗？"这是中国人打招呼时最常说的客套话，足以说明人们对吃的重视。中国的饮食文化源远流长，不管是逢年过节还是宴会亲友，"吃"都成了大家共同的默契。

我们不难发现，生活中的很多事都能和"吃"沾上关系。**可是，如果问一下身边的人，肯定十有八九都有吃得"憋撑饱胀"的经历，甚至还有人表示，几乎每天都有吃太撑的时候。**

现代人基本上不可能没有吃的，因为从古到今，已经从食物严重不足过渡到食物比较丰盛的时代了。

我小时候在农村，那真是挺穷的，有时候一段时间之内可能会没有粮食吃，比如到某个季节，玉米没有上，稻子也没完全成熟，而且上一年的粮食也吃完了，怎么办？就得靠国家的供应（国家会补助一些粮食给我们这些贫困的山区，我们家属于下放到农村比较穷的那一类）。而且，当时劳动力也弱，有时候产量也不行，地里面半熟不熟的瓜啊、豆啊，都还不能吃。所以，那时候大家一般都是饿过来的。

如今时代好了，市场上有这么多主食、副食可供大家选择，人们天天有的吃、顿顿吃得好，反而得病的人越来越多，有人开玩笑地说："**一边在餐馆排队吃饭，一边在医院等待挂号。**"可以说，现在人生病的一个重要原因不是吃不起、吃不上，而是吃太饱撑的，比如：

肥胖。现代人常吃的高脂肪、高蛋白食物，不容易消化，多余的"营养物质"堆积在体内，会导致一系列富贵病。

胃病。吃得过饱所带来的直接危害就是胃肠道负担加重，消化不良。时间长了，还可能患上胃糜烂、胃溃疡等疾病。

癌症。科学家指出，吃得太饱会使抑制细胞癌化因子的活动能力降低，增加患癌几率。

老年痴呆。日本有关专家发现，大约有 30%~40% 的老年痴呆患者，在青壮年时期都有长期饱食的习惯。

骨质疏松。长期饱食易使骨骼过分脱钙，患骨质疏松症几率会大大提高。

神经衰弱。晚餐过饱，鼓胀的胃肠会对周围器官造成压迫，使兴奋的"波浪"扩散到大脑皮质其他部位，诱发神经衰弱。

这些只是日常生活中因少食而造成的常见疾病，**如果长期饮食不注意，还会带来很多并发症，对身体健康极其不利，儿童、老人、女性、职场人士、商务人士很可能会成为多吃的受害者。**

所以，我们经常看到父母一边督促孩子不停地吃，一边又嫌孩子上课注意力不集中；女性朋友们一边高喊口号：吃饱了才有力气减肥，一边在吃力地减肥；孩子们一边拼命地给老人夹菜，一边又唠叨老年人反应慢；商务和职场人士一边在酒桌应酬上满脸堆笑，一边又在家里喝中药调理……

生活中的这些场景都实实在在地警醒我们："吃饱撑的！"

当然，这只是食物过饱本身给人体带来的疾病，还有一些外在的原因也不容忽视。

设想一下，如果每个人所需的食物量都在市场供应的合理范围内，那么市场上所能提供的食物量可能会远远大于需求甚至还有富余；如果每个人都吃得过饱、过量，就可能导致市场供应不足，而不足就会催生出市场上各种不安全的食品（因为市场要不断满足我们过剩的需求）。

我们吃的水果、蔬菜是不是还有本身的味道？

我们吃的饭菜能不能为身体提供充足的能量？

我们吃的食物会不会有损于身体健康？

这些都值得我们思考，可能很多人会无奈地说："市场环境就这样，不吃也不行啊？"可是，**当外部环境暂时没有改善的时候，至少我们可以改变自己：少吃一点，让身体少一点毒害和污染，多一点清洁。**

其实，古人早就发现，适度减少食量，对身体的健康、长寿都非常有益。谚语说得好："吃饭省一口，活到九十九。"俗话也说："有钱难买老来瘦。"都不是没有道理。而且调查资料显示，体形肥胖的老年人要比身体偏瘦者寿命短 3~5 岁；

90 岁以上的老人中，80% 都有少食的习惯。这些"经验"和数据都告诉了我们少食对健康的重要性。

我虽然强调饮食过饱对身体的伤害，提倡少食对健康的价值，但这并不意味着饮食可以无限制地节制，而要根据自己的身体情况把握好度，顺其自然，因为只有自然的才是合理的（具体方法后面的章节中会详细讲述）。

所以，当我们饮食过量吃撑的时候，至少应该有一个自我调节意识，否则引来疾病，可就得不偿失了。

吃多 "不自知" 是致病根源

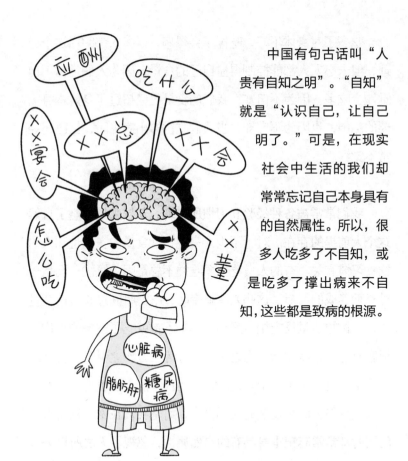

中国有句古话叫 "人贵有自知之明"。"自知" 就是 "认识自己，让自己明了。" 可是，在现实社会中生活的我们却常常忘记自己本身具有的自然属性。所以，很多人吃多了不自知，或是吃多了撑出病来不自知，这些都是致病的根源。

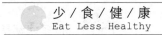
少 / 食 / 健 / 康
Eat Less Healthy

吃多了对身体不好，吃撑了会得病，很多人都明白这个道理，但未必人人都能控制得住自己的食量，因为人们常常不自觉地会吃多。因为不自知，我们的食量已经超过了身体本身需要的范围，也因为不自知，当我们吃饱撑出病来时，自己还经常不觉察。

我们常常被各种经验和习惯所束缚，却越来越忽略了自然这个大前提的存在。对于不少人来说，饮食量的多少也和人的饮食习惯有关。有的人贪吃、多吃并不总是因为饥饿，而是一种长期养成的习惯。这些人在就餐时，吃得时间过长、速度过快，对饱腹感觉反应相对迟钝，不知不觉就吃了过多的食物，很容易造成过度饮食。人之所以被称为"万物之灵"，就是因为人类具有一种不同于其他动物的生理本能，这也是大自然赋予人类慧与智同步发展的天赐机缘，可是**我们在做"社会人"的同时却常常忘记本身具有的自然属性，忽视了人之所以为人**

的慧性存在。不得不说，人类对自己的了解真的太少了，也太过于自信了。

动物因为对自然的感知能力强，所以他们可以靠自身的能力去适应自然的任何环境并且做出敏锐的反应，比如当地震到来时，已经拥有高科技的人类经常后知后觉，而有的动物却比我们早一步有感应：鱼跃出鱼池，狗开始乱叫……

动物的神奇判知能力那么强，我们身为万物之灵，难道还不如动物吗？在历史的进化中，人如果真不如动物的话，又怎么可能在那么严酷的生存环境中生存下来？其实，远古时代的人对外界的依赖性比较小，受干扰的程度也很小，所以饿了就摘几个野果吃，虽然过着餐风饮露的生活，但整个身体却非常通透，各方面知觉都特别灵敏。只是，随着物质的极大丰富和膨胀，我们的敏感性、判断性和对外界的感知能力却越来越差。应该说，**当人对外部因素的依赖性越来越大的时候，内在的东西就会越来越少。**

当人们在饮食的时候丧失知觉，就很容易吃多，而多吃就会让身体接收更多复杂的信息和能量，反过来也会蒙蔽我们先

天具有的感知能力、判知能力以及适应能力，这样的恶性循环
对健康十分不利。

　　我的一位朋友，她公公是个大胖子，平时饭量就特别大，
还尤其爱吃肉、喝酒，现在有糖尿病、高血压，据说去医院看
了好几次，吃了不少药，也花了不少钱，还是没怎么好转。我
的这位朋友就经常劝他说："少吃点吧，吃多了不消化，积攒
在身体里都是毒素……"每次她公公就说："我这辈子就好这
口，我也没觉得自己吃多啊，再说了，我这生病也未必和吃饭
有关系，病人不是更要吃好一点吗？"后来，我朋友无奈地
说："有时候我真是不能再多说什么了，不然还以为我这当
儿媳妇的不想给他吃呢，但是吃多了确实是对身体不好啊，
只是我们和他说了，他也没那个意识……"

　　吃多了撑出病很可怕，吃多了"不自知"更可怕，因为这
是致病的根源，不能从根本上解决问题，其他的很多努力也只
是表面功夫。经常听说人们得糖尿病、高血压、白血病、癌症
等，难道这些疾病不能提前扼杀在摇篮里？事实是，平常人们
总觉得自己能吃能喝，身体好着呢，所以，没有去医院检查的

意识，也感知不到身体的 "变化"，却不知长期饱食给身体带来的危害。另外，即使检查出疾病，也只是惯性地想着怎么科学地吃，让自己补充更多营养。其实这都是 "不自知" 的表现，看来我们对自身健康的觉察力并不敏锐。

世界卫生组织前总干事中岛宏博士指出：**"许多人不是死于疾病，而是死于无知，死于愚昧。"** 1993 年 WHO（世界卫生组织）的专家们指出："大约 20 年以后，发展中国家和发达国家的死亡方式将大致相同，生活方式疾病将成为世界头号杀手"。

因为 "不自知"，我们调动本身自然属性的能力就会越来越差，控制食量的意识也会越来越弱，所以吃多了容易生病。随着人民生活水平的日益提高，人们热衷于吸取高蛋白、高脂肪等高热能的饮食，殊不知，这种饮食方法不但不能提高人们的身体素质，反而会带来许多不良的后果。现代医学研究表明，心血管疾病与不良的饮食习惯有密切的关系。所以，为防止疾病的发生，我们要提高自己的 "自觉力"，养成良好的饮食习惯。

否则，一旦在生活中长期处于 "不自知" 的状态，就会让人变复工麻木不仁。比如我们在和整个社会产生连接的时候，把自己完全定位为社会人了，大家不管去哪里，都掏名片介绍自己是什么董、什么总；每天早上一起来，脑子里就开始盘算：今天开什么总的会，开什么董的会，要跟什么董交流，什么总交流，要谈什么生意，或者开什么团队会；到中午又无意识地被各种事务推着向前：开始应酬，吃东西，怎么吃，哪里吃，吃什么，请谁吃，一直忙忙忙，停不下来；晚上回去，陪家人和孩子的时间都没有，最后躺在床上，想想，我今天什么做好了，明天又要做什么。脑子一直在想，一天都停不下来，意识中就没有自然人的那点东西了。这样，一天的流程机械性地进行下来，身心俱疲。

也许有人疑惑了："不自知"是致病的根源，可是谁又能告诉我科学的吃法呢？给我提个科学的依据出来。**我一直觉得所谓的证据其实是习惯性的思维方式。什么是科学？科学是对自然现象进行提炼、加工和总结整理的结果，但是科学远远滞后于自然。人的健康必须符合自然大道，只有保持人类自身与自然的和谐性才是真正的科学。**所以，我经常感应身体之外的和谐，加强生命的修炼，不断提高适应自然的能力，提高身体的知觉，而不是没事拿起书养养生，或者简单地进行饮食搭配。我把养身和修炼融合到生活的点点滴滴中，去体会真正的"天人合一"。

所以，我们每个人都应该调动起本身的自然属性，提高"自知"的能力，从根本上遏制病源。否则，像有些人开玩笑说的："用生命中 1/4 的时间维持生命，3/4 的时间维持医生的生计。"就不划算了。

管不住 嘴，迈不开腿

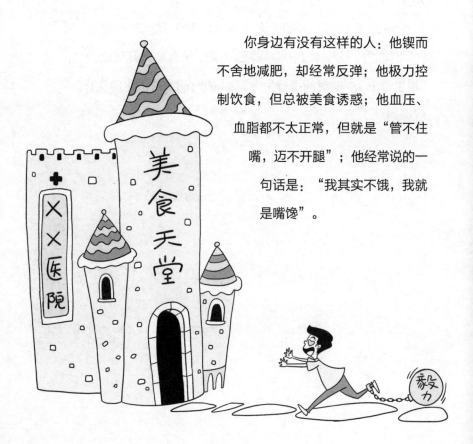

你身边有没有这样的人：他锲而不舍地减肥，却经常反弹；他极力控制饮食，但总被美食诱惑；他血压、血脂都不太正常，但就是"管不住嘴，迈不开腿"；他经常说的一句话是："我其实不饿，我就是嘴馋"。

　　"不知道从什么时候开始，好多人都说我胖了，但我就是各种馋，控制不住食量。所以现在去逛街根本买不到能穿的衣服，上一次街受一次打击。"年轻女孩这样说。

　　"哪个宿舍的人床头还不储备点零食啥的，有时候明明计划是一周的'食物'却经常两天就搞定了，放在那就想吃。"在校学生这样说。

　　"老公常常开玩笑说我：'你看别人至少还能看出个曲线，你整个身体像个圆柱。'唉，这几年我的体重是一路飙升啊！我常常想，我的股票啥时能像我的体重一样我就发了，我的体重能像我的股票一样那就完美了，可惜啊，我就是管不住自己的嘴。"中年妇人这样说。

　　"'三高'是引发多种疾病的重要原因，但有时候出去应酬或聚会，免不了吸烟、饮酒、大吃大喝，归根结底啊，还是自控能力太差了。"职场及商务人士这样说。

　　……

也许，生活中这样的人还有很多，因为发胖而苦恼，因为吃多了身体不舒服，因为管不住嘴而生病。虽然有的人说自己吃多是因为"嘴馋"，但我一直觉得人管不住嘴有两个原因：**一是贪，再一个就是被美食本身的口感诱惑。**

有的人看到自己没吃过的东西总想去多吃一些，多占有一些，这就是贪。以前就听人讲过一个真实的案例：她说自己以前根本不知道什么叫牙疼，8 岁那年她跟着家人去城里的大姑家，大姑很热情地拿出很多新鲜水果和各式糖果。她当时一看，好多东西都没吃过，尤其是那些漂亮的糖果，她在农村见都没见过，她一连吃了十几颗，走的时候还带了不少，结果没过几天牙就疼得不得了，在床上不停地打滚……

后来，她说那时年龄小容易被诱惑是一方面，但根本上还是自己太贪心。**可能很多人不愿意承认自己"贪"，或者也认识不到"贪欲"在潜意识中对自己的影响，但正是因为"贪"可能导致多食，所以我们不得不正视它并且有意识地进行自我克制。**

　　还有的人在美食面前经常丧失抵抗力，看到自己喜欢吃的，就一个劲儿地往嘴里塞，尽管明明不感到饥饿，但因为美味在前，仍然忍不住想要吃多点，有时候吃到最后连自己都不知道是什么味儿了，但因为闻着香，结果嘴一馋又吃多了。在传统观念里，人们总觉得：好吃你就多吃点。这是一种习惯，也是人们长期固有的一种饮食现象，可是如果在食物面前 "管不住嘴"，也 "迈不开腿" 的话，身体就要 "吃亏" 了。

　　我最开始引导小儿子 "少食" 的时候，采用的方法是在生活中对他进行潜移默化的影响。有一次，他暑假在家里练习焖米饭，在淘米的时候倒了好多米粒在池子里，然后他就跟我说："老爸，我一倒它们自己全出去了。"我说："是它们掌控你，还是你掌控它们？"他想了想不说话。中午吃饭时候，他一口气吃了两大碗，然后摸着圆滚滚的肚子说："哎呀，今天的菜太可口了，我好像吃撑了，怎么办哪？"我说：**"嘴巴长在你身上，是你控制它呢，还是它控制你？"** 他眼珠子转了转，想了一会儿不作声。然后，我又和他说："自控力怎么提高啊？先从控制自己的嘴巴开始，咱得有'想吃就吃，想不吃就不吃'

的能力啊，不然人要被外部因素控制了还了得！"他嘿嘿地笑了笑，马上放下筷子站了起来，说："好，不吃了，现在是吃多了难受，我要再吃的话估计要难——受——死——了。"

所以，在这种家庭氛围的熏陶下，长期以来，家里人也都渐渐养成了良好的饮食习惯，为了健康大家尽量做到"管住嘴，迈开腿。"如果在生活中碰到有人来问我："盛老师，你们一家人是怎么做到'少食'的？"我都会说："让自己少食的因素太多了，但起码我们要能做到：**先管住自己的嘴，然后尽可能影响你身边的人……**"

"饱食时代"是一把双刃剑：
我们是受益者，也是受害者

　　我们已经从食物严重不足的饥馑时代，迈向了食物大丰富的饱食时代。充足的食物在满足更多人口欲的同时，也难免会危害到人类自身健康（多吃、乱吃野生物，吃出疾病；市场供不应求，食物出现质量问题。）应该说，我们既是饱食时代的受益者，也是受害者。

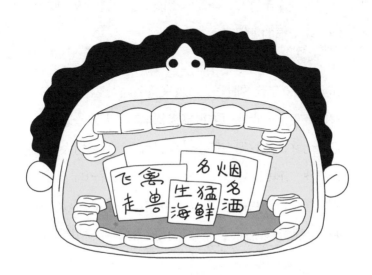

　　我小时候在农村的时候，家里就挺穷的，经常很长一段时间没有粮食吃，其实，在物质匮乏的年代，大部分家庭都一样，基本上每张餐桌上的菜都差不多，就是些大白菜和萝卜，食量不充足的时候，它们还经常拿来代替主食。我记得那会儿很多家里有个习惯就是腌咸菜，因为确实吃不到那么多新鲜的蔬菜，穷是一方面，关键是想吃也没有。很多人家里要想吃白面、大米，只能等到逢年过节，当时觉得能吃上一顿饱饭，吃上一两顿好的，就幸福的不得了。

　　20世纪80年代的时候，当越来越多的人从温饱走向小康，人们家里餐桌上的食物也变得越来越丰盛。大家普遍有一种感觉就是生活好，能吃得上饭了。再到后来，更多的人喜欢吃细粮了，而且，野味和海鲜也开始在饭桌上"大行其道"，比如，蛇，蛙类、穿山甲、果子狸等，人们吃得越来越多，也越来越杂。

　　90年代时，饕餮时代来临了，菜肴的种类和档次也开始步入历史顶峰期。我好多年前关注过的一个统计数据就显示，富裕起来的中国人，一年在餐桌上甚至能吃掉上千亿元人民币，想必现在会更多。人们生活越来越富裕了，心理需求和饮食需求也越来越强烈，所以大家总是抱着各种不同的心态多吃：

人生无非就是 "吃喝" 2 字，以前想吃吃不上，现在有了，肯定得好好吃啊。

以前可选择的余地太小了，现在看到没吃过的东西，就想多品尝品尝。

大家都说某个东西好吃，我也得赶上潮流，显示一下自己的档次和品味。

确实，民以食为天，从吃上能反映出一段时期内一个国家的经济发展状况，人们对待饮食的态度以及对待生活的态度。"一粒米看一个世界"，餐桌上的变化让我们感到惊喜，因为我们再也不用忍饥挨饿了，我们有更多选择来满足自己的口欲需求了，这样说来，我们确实是饱食时代的受益者。

但任何事物都有其两面性，以前食物数量少、种类少，人们身体整体摄入的糖分、脂肪和热量都比较少，所以得糖尿病、高血压、肥胖症的人相对较少。虽然现在的人已经不必为食物匮乏担忧了，但是生病的概率却很大，而且生病的种类也五花八门：心血管疾病、肿瘤、糖尿病、肥胖症患者人数持续攀升，很多人都被亚健康和慢性病所困扰，所以，现在我们发现减肥的、美容的、健身的、养生的、看病的人群越来越多。

不得不说，**我们对于健康的追求还停留在感性层面，还没有真正认识到自己多吃带来的危害，如果不能在"食物过量"的时代控制住自己的嘴，"亚健康"还会变成"亚疾病"，后果非常严重。**

当然，也有人胡乱吃一通，天上飞的，海里游的，一个都不想放过，所以也很容易吃出各种传染病。2003 年的非典、2008 年的禽流感、2009 年的猪流感，都已经为我们敲响警钟，当时就有很多医学专家认为：动物是人类疾病的重要来源，虽然目前没有确切的科学论断说以上各种传染病一定是乱吃野生动物造成的，但至少能带给我们一些思考。（关于"少食"和动物生存的关系，我在最后一章会重点讲述。）

上面所说的都是人类自身应该注意的问题，如果我们坚持少食，就可以避免一些疾病的侵袭。当然，我还是会经常听身边的朋友说："即使我自己没吃出病来，但现在市面上提供的东西也会让我的健康受损啊。"当然，我们不否认，现在市场上的食物（催熟的、有毒的、添加化学制剂的、不符合安全标准的、小作坊的、勾兑的、以次充好的等等）存在的一些质量问题确实给我们的健康带来了一些损害，但我们是不是应该挖一挖根源？

市场之所以提供这么多食物，不就是为了满足人们日益增长的饮食需求吗？正因为现在大家都吃多了，所以对食物的需求量变大了，当需求越多，市场供给又跟不上来的时候，会发生什么？我们知道，主食、水果、蔬菜、肉蛋、禽类等，他们都有自己的生长周期，当这些"成果"远远不能满足人们的需要时，那些所谓的"黑心商人""不法商贩"们就会粉墨登场，他们会在最短的时间内去"创造"和"制造"更多食物，**而这些被"创造"和"制造"的食物显然和我们身体健康的需要是不相符的，当这些外在的因素破坏了身体本身具有的自然状态时，我们吃得越多，生病的几率当然就越大。**

　　当下中国，正处于转型前的十字路口，我们遇到了很多很多的社会问题：雾霾问题、水污染的问题、物价问题、住房问题、看病问题、教育问题等。其实问题多并不可怕，但可怕的是我们不能够以一种客观的、科学的、理智的态度对待这些问题。要知道，外部因素永远是决定事物发展、变化的外在影响力，内部因素才是导致事物变化的关键因素，所以即使市场确实有"黑幕"，我们也要经常内省一下：如果我们的欲望没那么多，市场上会有那么多被"制造"的食物吗？如果我们不去为那些原本"多余"的食物埋单，市场还有让它持续存在的空间么？如果我们能管住自己的嘴，少吃一点，那些不健康的食物还有机会进入我们的身体，引发疾病么？所以，归根结底，吃多致病还要从自己身上找原因。

　　生在饱食时代的我们是幸运的，不用为食物短缺而担忧，有精力和时间做更多有意义的事，但同时我们也间接成了让自己受害的"刽子手"，我们必须认清这两重关系：少吃点，合理地吃，健康地吃，让自己成为身体的主人，让自己成为饱食时代真正受益的人。

饱食终日，疾病来袭

孔子说："饱食终日，无所用心，难矣哉！"意思是：整天吃饱了饭，不肯动脑筋去做点事，这种人是很难造就的啊！事实上，饱食终日会带来很多疾病（身体疾病和心理疾病），人即使真想干点大事也是心有余而力不足！

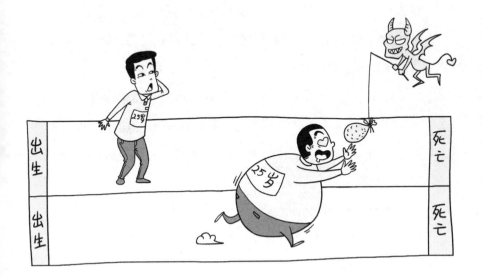

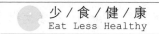

孔子说："饱食终日，无所用心，难矣哉！"现在生活中我们也经常听人开玩笑地说："一天到晚就知道吃，人都吃傻了！"天天吃饱喝足，真的会让人变傻吗？

我们长期饱食，体内热量、脂肪以及血脂就会变多，大脑要去指令身体各个器官正常"运作"，消耗的时间会更多，也使供给大脑的氧和营养物质减少，导致人的记忆力下降，使得大脑早衰和智力迟钝。

除了使人大脑早衰之外，饱食还会让胃肠道负担加重，造成消化不良。而那些大量摄入的、多余的脂肪、蛋白质不能有效地利用，就会大量贮存起来，造成营养过剩，引起肥胖、糖尿病、高脂血症等疾病。

此外，饱食还会使大脑血液供应相对不足，使脑细胞正常生理代谢受到影响，甚至还会引起冠心病病人心绞痛发作，诱发胆石症、胆囊炎等疾病。而且，现代人普遍爱吃肉食、精制谷类等呈酸性食物，如果摄入过量，就会形成酸性体质，为各种疾病的发生提供了温床。

以前我看书的时候，留意过明代敖英所著《东谷赘言》中记载的一段话："多食之人有五患，一者大便数，二者小便数，三者饶睡眠，四者身重不堪修养，五者多患食不消化。"这就是说，多食之人大便次数增多，小便次数增多，瞌睡增多，身体肥胖行动不便，易患消化不良。如果长期如此，必将导致人生短寿。对饱食的危害了解得更深刻，也让我更加明了生命的意义。

后来，我就在想，如果是因为吃多了导致患上各种疾病或者短寿，那我们生而为人又是为了什么？吃饱撑出病或者撑 "死" 是不是不值？

如果人从生下来只是为了饿不死，只是为了生存的话，那人生是不是过于简单？ 生活中，我们经常能看到很多人虽然衣食无忧，但还是会叹气、焦虑、压抑、不安、不开心……为什么？难道是因为他们为了明天的吃饭问题而发愁吗？我想可能有两个原因，一是因为生活水平太好了，但因饮食习惯不好，长期饱食，造成身体不适或带来慢性疾病，呈现在外在形式上。（人身体不舒服，心情一般也不会好到哪去）；二是因为有的人"吃饱了"不知道该干什么。因为不了解生命，不知道人生还有更有意义的事可以做，所以在物质上获得极大满足之后，会出现心理上的空虚，这就是"饱食终日"里的"终日"，整天无所事事，像行尸走肉一般，心理出现了问题。

我认识一个人，他2000年下海经商的时候，就抓住了好商机，当时赚了不少钱。照理说，他肯定是春风得意呀，是很多人羡慕的对象呀，可是后来才听他说："那时是挺有钱，把前几年没吃、没玩的东西差不多都尝试了，但就是这样，反而出问题了，先是把身体吃坏了，然后开始郁闷，就经常想：我现在什么都有了，下半辈子还长着呢，该干点啥啊？所以经常迷茫、心情不好。当然，我这心情一不好，连带着身体状况更糟糕了，所以当时的状态就是身体差、心情坏，简直是恶性循环……后来，我就苦苦地追寻，无意中接触了佛法，才对生命有了新的认识和规划。"

所以说，"饱食终日"不但会给身体带来损害，也会造成心理疾病，要想拥有健康的身心，必须养成良好的饮食习惯——少食，通过调节食量来避免或减缓身体疾病的发生，同时也让人的心理磁场更安宁、和谐，有条件、也有时间去探究更多关于生命的意义。我想，这才是现代人应该推崇的健康的生活方式吧。

那些被 "撑" 死的鱼

很多人可能有过把鱼喂撑死的经历，也许事后有人会自我提醒：下次一定不会多喂了，可最终还是不自觉地给鱼吃多。看来，鱼吃多了，不只会有 "病" 的问题，还有可能要 "命" 。 "撑" 死的鱼，也许能给我们一些启示。

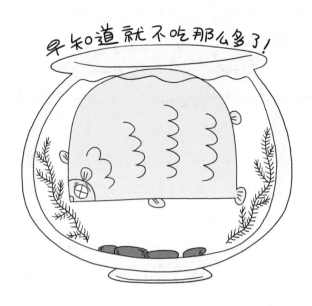

早知道就不吃那么多了！

日常生活中，很多人都养过鱼，不少人也有养"死"过鱼的经历。可能每次看到死去的可怜的小鱼，我们都会说：早知道就不给你吃那么多了！可是，**世上哪有那么多"早知道"，要真是吃出病来，伤害了身体、损耗了生命，恐怕再说一句"早知道"也晚了。**

所以，我经常建议身边的人吃饭的时候尽量用小一点的碗，否则就很容易变胖。我们经常发现越胖的人吃饭越快，这就形成了一种恶性循环。比如一个东西进入口中的时候，是用味觉的，味觉的主要功能是分辨。这时，大脑神经中枢会有反应，因为不同味道是有不同类型的。木、火、土、金、水分别对应的是酸、苦、甘、辛、咸。比如是酸，就不能用酸的东西来消化它了，就需要分泌碱性的东西，才能消化掉，而苦的东西偏碱性，那就得用酸的食物来消化了。因为不同，才有机会把这种感觉传递到大脑中枢，用分解的东西来消化它，但是吃得太快，咕噜一下就下去了，根本没经过味蕾，大脑没有时间去分辨。食物到肠胃里被搅拌的过程中，大脑要花费更多的时间去了解它、分辨它，思考用什么物质去腐蚀它、消化它。这样，能量耗散更厉害了，而且在这里消化的时间比之前正常需要的时间更长。胃不停地超负荷运作，会消耗更多的能量，可是，我们的身体能经得起几次这样的折腾？

鱼吃多了会撑死，人吃多了会撑出病，如果长期疾病缠身，我们的身体会怎样？**人在出生的时候，都不知道自己的寿命到底是多少年，所以经常被无端地耗用，这里耗一点，那里耗一点，所以对于提前衰老和死亡是没有概念的**。一辆车，如果每次都按 4S 店的要求进行保养，它的使用寿命一定比那些不经常去做保养的长。**人的生命也是一样的，如果能按照身体的自然规律和健康状态去保养，寿命一定比经常不保养的人长。**

从日常饮食开始，坚持少食，胃就小一点，如果再少吃点，胃又小一点，小到最后，就是人初始状态时本身具有的健康的胃的容量。当我们让它保持原有的自然状态，它就会觉得舒服、轻松，而且会有足够的空间，它自身的能量不但用不完，还会有节余。

生命因管理而更健康、更长寿。从最简单的日常生活开始，少吃一点。

Part 2
对食物的依赖，成为食物的奴隶

一日三餐只是一种习惯

　　"人是铁，饭是钢，一顿不吃饿得慌。"很多人认为一日三餐是正常的，少吃反而不正常。其实，一日三餐不是一种规律，也不是一种规则，而是一种习惯。时代在变，环境在变，饮食习惯也不一定非得"循规蹈矩"。

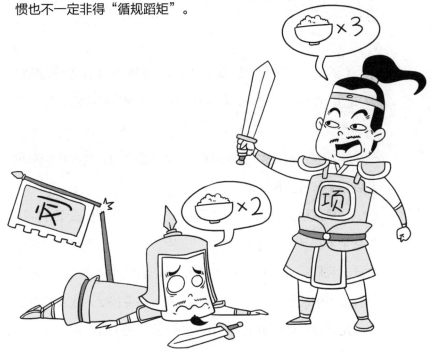

人们经常说，一顿不吃饿得慌，果真如此吗？其实那种饿的感觉只不过是因为习惯了一日三餐这种饮食习惯罢了，所以，如果有一顿不吃，他就会不习惯，心里觉得缺了点什么，或者感觉亏欠了自己。

但是，一日三餐的进食量真的是我们的身体所必需的吗？要知道，在远古时候，人们往往过着食不果腹的生活，当一日两餐都难以保证供应，一日三餐更成为奢望的时候，他们是如何生存的呢？这是否也能给我们人类一些思考：也许我们未必非要达到一日三餐的量？

说到这里，也许会有人问了："一日三餐有什么不好？祖祖辈辈不都是这样过来的吗？"是啊，正是因为祖祖辈辈都是如此，我们从未有过追问和质疑，就把它默许为公理，不也是一种很可怕的思维方式吗？**时代在变，环境在变，饮食习惯也不一定非得"循规蹈矩"**，还是先让我们先来看一看一日三餐究竟是怎么来的吧？

相传在秦汉以前，农业尚不发达，物质条件也比较匮乏，那时候人们是吃两餐的，并且即便是两餐，在士兵当中食量上也要严苛的等级要求。如果除了两餐外，还有额外一餐，那么人们就会将此视为特别的犒赏。

楚汉战争时，刘邦想在关中称王。项羽非常愤怒，就挑了3万精兵，一路狂奔。在奔袭的过程中，没有休息，项羽发现士兵的体能消耗太大了。（一定要注意这个前提——体能消耗太大了。）于是，项羽就决定给士兵每天增加一餐。当士兵多了一餐以后，体能得到了补充，所以，后来3万兵居然把刘邦的60万大兵打败了。

刘邦觉得不可思议，项羽的兵打仗太厉害了，经过多方面了解，才发现项羽的士兵一日吃三餐。后来，刘邦每逢重要战役，就让士兵多吃一餐，以弥补士兵的体能消耗。刘邦打下天下之后，分封诸侯，按粮食、钱来分成（按职位、武力来分成）。于是，条件好的、粮食多的人就吃三餐，条件不好的、粮食少的就吃两餐，再不好的吃一餐。渐渐地，人们以为人本来就应该一日三餐，于是形成了一种固定的饮食习惯，并延续到今天。

那我们是不是可以这样理解：**一日三餐并不是根据人体本身的需要来设定的，而是一种传统思维习惯和饮食方式在人们头脑中的延伸，最后演变为一种阶层的划分**——有钱有粮的人一日三餐，少钱少粮者一日两餐或者一日一餐。人们因这种阶层的划分，所以世世代代都在为这个目标努力着。

有人会说，改革开放以后，我们才真正过上了好日子，因为我们三餐不愁。但是，我们都忘记了，一日三餐只是我们最初为了追寻一种"荣耀"而形成的一种习惯而已。这是否也说明如果我们的身体没有特别大的消耗，或者在身体原本不需要那么多食物供给的时候，根本没必要选择一日三餐的饮食方式?

要知道，**在自然界中没有哪一类生命的饮食是规律的、有规则的。因为没有规则才叫自然，被规则、被规范了的就不叫自然了。**可悲的是，人们的饮食习惯已经在后天智识的"指挥"下变成了规范化的三餐、规则化的三餐、习惯性的三餐。所以，我们发现，人们在饲养动物时也会不自觉地给动物"一日三餐"，这也许仅仅是人的主观臆断。可能有的人有过因喂食过多而导致动物死亡的经历，那么，我们就要想想：动物需要多少食物，什么时候吃，我们是否可以准确地判断？如果不能，我们给动物的喂食就变成了规范。这一规范化也许已经打破了它本身的自然属性及固有的生命状态，当它的生活状态被外界因素改观了，它的生命状态就会被改变。

朋友家里养着一只小狗，每次吃饭的时候朋友都会把它叫过来，喂些东西。有时候朋友忙起来，忘记了给它喂食，事后就会十分懊恼，等下一顿就拼命地给小狗喂食。有时候，小狗不想吃，他还会掰开嘴使劲往嘴里塞，他和我说："怕小狗饿坏了"。还有一次，我去他家，当时我们正在聊天，小狗就趴在他身边可怜巴巴地摇着尾巴望着他。朋友很开心："你瞧，我家的小狗多有灵性，一到饭点就来问我要吃的。"我笑了笑，说："自然界哪有动物被规定了要一天吃三餐的？没准它是无聊了，想让你逗逗它。"朋友不信，尝试好几次给小狗喂东西，可是看起来小狗并不大愿意，后来朋友把他抱在怀里，小狗倒是很开心，一直撒娇……

　　所以说，人们"喂饱"自己和喂饱动物的行为都只是一种习惯性的条件反射而已，我们应该从因喂食过多而致死的动物身上有所警觉。或许，**一旦打破这种习惯，会觉得别扭、不适应，但这并不意味着它是不可更改的。因为：规则是被规范、被约定的法则；规律是一种自然，是不可改变的。无规矩不成方圆，虽然规则是用来遵守的，但习惯是可以打破的**，所以我们的少食先要适应人体自身的规律。人在适应自然和改造自然的过程中，要适应并遵循规则，但不一定要遵循习惯。

　　况且，任何事物都是随着时代的发展不断变化的。现如今，人类生活已由食物不足的饥馑时代，转向物质丰盛的饱食时代，只有人们的饮食习惯随之改变，才是真正成为跟随时代步伐的掌舵人。

饥饿其实是一种感觉

　　饥饿更多只是一种感觉，一种条件反射，一种心锚。感觉是身体的一种内在反应。视觉、嗅觉、听觉、冷暖感以及饿的感觉，不是完全真实的。就像抽烟的人突然不抽会很难受，这种感觉并不代表身体真正需要它。

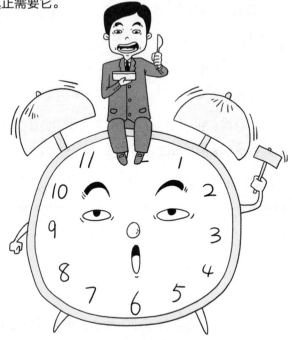

曾经有一个学员对我说："盛老师，我对您所说的'一日三餐只是一种习惯'非常认同，但是，一顿不吃我就饿得慌，怎么办？"

有关这个问题，曾有许多人问过我，我对他们所说的一句话就是：饥饿其实只是一种感觉。

为什么？

有时候人感觉饥饿确实是因为身体需要食物，但有时"饥饿"可能只是身体的一种感觉。各种"感觉"源于我们长期饮食习惯下的思维定势。感觉是什么？感觉是身体的内在反应，让你的头脑知道是这样的，比如说视觉、听觉、嗅觉、味觉、触觉、饥饿感、冷暖感等等。大家所说的饥饿感并不完全是真实的。

举例来说：

抽烟的人，你要是不让他抽烟，他就不舒服，这叫什么——

烟瘾。烟瘾上来了，那种不抽的感觉是很难受的，但那种感觉并不等于这个生命个体一定需要它，只是习惯使然。

这种习惯在俄国心理学家巴甫诺夫看来，是一种习惯性的条件反射。巴甫诺夫曾经做过这样一个著名的实验：

他在实验中先摇铃，然后再给狗食物，狗得到食物就会分泌唾液。如此反复多次之后，巴甫诺夫不再给狗食物，只是摇铃，而狗呢？一听到摇铃，虽然没有得到食物但它依然会产生唾液，如此反复30次后，仅仅是铃声，狗就会产生很多唾液。后来，巴甫诺夫既不摇铃也不给狗食物，狗依然会在那个时间点产生唾液。而且这种条件反射和以前一样强烈，当然这"一段时间"不能太长。如果在3天内只有铃声没有食物或只有食物没有铃声，那么原来存在于铃声和食物间的联系将减弱。

听到这个实验，其实我们自己也可以回想一下：

在办公室里正忙着工作，与朋友聊天，哪怕是在谈判桌上谈事情，一到了吃饭的时间，大家就会下意识地看看表，嗯，到点了，这个点该吃饭了。这就是条件反射。

也有人将此称之心锚。**心锚，抛锚的锚，轮船抛锚了，就**

意味着船要停了，一抛锚就意味着要进入停止的状态，进入停船的状态，心锚就是在这个时候出现，脑子里会马上回到当时，甚至身心回到以前的某种状态，也可以说是一种所谓的"触景生情"。

比如说，若干年前，你特别喜欢用的一款香水，特别喜欢闻的一种香味，多少年没闻到了，突然间，一闻到，一下子你的身心就好像一下子回到了那个时候，想一想，我们是否有过这种状态。饥饿也是如此，**有时候并不是说你饿了，而是到了用餐的时候，就会产生条件反射，心里自然而然地就会想到上次吃饭的场景**。这个时候，你的身心就会发出暗示，反映在大脑当中，那就是**该吃饭了**，要注意，这个"该"字，并不是说我饿了我要吃，而是到点了，我们要开始做"吃饭"这件事了。

所以，我说，饥饿其实只是一种感觉。

对食物的依赖会成为食物的奴隶

人会因依赖而被俘虏，因依赖而被驾驭。对手机的依赖成为手机的工具，对金钱的依赖成为金钱的奴隶，对食物的依赖成为食物的奴隶。

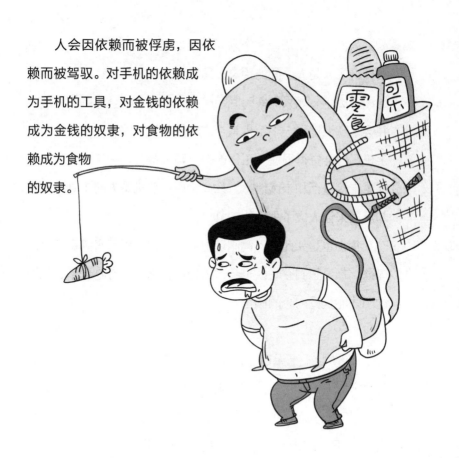

人们很容易依赖一个东西。比如说，人类发明了手机，确实拉近了人与人之间的距离。所以现在，不管什么时候，手机始终不离手。如果一段时间手机铃声不响，就会感到不适应，并会下意识地看一下手机是否有未接电话；倘若有一天忘了带手机，就会觉得很慌，工作起来一整天都会心神不宁，生怕遗漏了未接电话和未读信息。如此，**原本手机是人的工具，现在却反过来让人成了手机的工具。**

食物也是如此。人们制造出各种各样的美食来满足自己的口欲，却没想到有时候也会"上瘾"，仿佛只有吃到了、吃饭饱了才能获得内心的满足。

即使肚子毫无饿意，但是我们的眼睛看到了美食，我们就决定把那份食物吃掉。否则，心里痒痒的；

其实，我们并不仅仅是因为喜欢吃某些食物，只是想尝试一下，或者想占有它。就像房间里堆满吃的，心里才会舒服；

心里烦躁的时候，吃点东西，心情就会变好。

有着以上行为的人，他们的生活经常被食物围绕，因为过于喜欢或者寄托过多个人感情于食物上，所以一旦不吃就很难适应，时间稍长，就会难受，甚至无法忍受。这就是依赖——对食物的依赖。

电影《瘦身男女》中有一个"肥婆"，起先并不胖，但是因为感情上受挫，被初恋男友抛弃，情绪找不到发泄的出口，就把吃东西当作了抚慰心情的工具和精神的寄托，"虽然肚子胀得难受，但我的心情似乎一下子开朗了很多。"我相信，这种感觉许多人都有过。就这样，"吃"成了她治疗失恋的法宝。别人在失恋后都会"为伊消得人憔悴"，女主人公却在失恋后将自己"吃"成了一个体重 300 磅的大肥婆。这个时候，她不想吃了，想停下来都很难。因为她已经把一个人的情感依赖投射到食物上去了。

"吃"本身只是消除饥饿的一种方式，维持身体正常运转

的需要，但如果把食物当成是一种情感寄托，一旦遭遇到压力、无聊、高兴、苦闷时，情感上得不到填补，就会在食物中寻求安慰，最后就很容易吃撑。

更何况，人们对外在的东西依赖的越来越多，内在的东西就会越来越少，人身体本身的潜能得不到挖掘，整个人生都可能会因过于依赖外物而"失控"。

比如，本来有很多人晚上到点就可以入眠了，但因为睡不好就吃颗安眠药，一旦成了习惯，以后的很多个夜晚都只能依靠安眠药来催眠了。依赖到一定程度，越吃安眠药量越大，安眠药如果产生抗体，反而更不易睡着。

还有，写字的时候我们常常会提笔忘字，这是因为现在办公室白领和商务人士等都习惯用电脑打字，突然让他写字，要么是手生不会写，要么就写完左看右看都不像。所以，有人曾开玩笑地说："恐怕现在真正会'写字'的人就剩书法家了。"

这些都是依赖带给我们的危害，对食物的依赖也是同样的道理，会让我们因过分依赖而变成食物的奴隶。

也许有的人会说，生活压力越来越大，我们需要通过吃东西来疏解情绪。当食物填到肚子里的那瞬间，我甚至会感觉到胃都暖了起来，心情会很愉悦。

可是，**虽然食物可以在一定程度上缓解压力，但并不是唯一的方式。缓解压力的办法那么多，都值得尝试。**比如，到大自然中去，交更多的朋友，打打球，读读书，下下棋等都是非常有益于身心的放松方式。**如果只是一味地依托于进食来抚慰心灵，有时候不但不能让你在心灵上得到真正的满足，还可能会因为吃得太多而损害身体健康。**

说到这里，大家都会问一个问题：怎么办？我们要如何改变目前的现状，改变自己对食物的依赖？经过多年的实践，我分享两个简单而且容易操作的方法：辟谷或者少食。辟谷或者少食，它会逐渐帮你找到身体的真实感觉，然后自主地、有选择地吃或不吃，想吃就吃，想不吃就不吃，在这个过程中，我们就会慢慢找回对食物的主控权，减少对食物的依赖。

答学员问：牛只吃草，营养均衡吗？

"民以食为天"，在人们的观念中，吃饭是人生的头等大事，但究竟吃多少，怎么吃，每个人站的角度不同，看法也就不同。可是，世间的很多事情不一定都是二元对立，也无所谓对错，只是每个人的实际情况和看待事物的视角不同罢了。

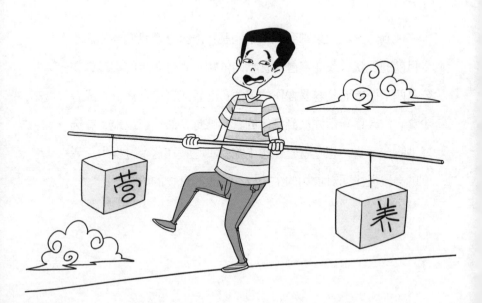

问：以少食的观点如何看待一日三餐？早上吃好、中午吃饱、晚上吃少这种观点对吗？

答："早上吃好、中午吃饱、晚上吃少"，这个结论一定是在一日三餐的基础上提出来了，可是，在我看来，**一日三餐只是一种思维程序**，我们的祖先以前就一定能保证一日三餐吗？**如果一日三餐的这个前提就不一定正确，那他推出来的结果会正确吗？**

问：你怎么看现代人营养均衡的问题？

答：牛只吃草，营养均衡吗？**现代的营养均衡是在认定身体必须需要七大类营养的前提下提出的，有了这个前提才得出这个结论，可是，这个前提是人为设定的，而不是自然的产物。**那你去考证一下自然界的动物怎么能保证营养均衡呢？5000年文明之前，人们连刀耕火种都不会，虽说有一些植物，但水果也很少，我们人类不仅生存下来，而且越来越强大了。

　　这是我和一名学员的对话，他是一名营养师，听完我的课后，他对我说："盛老师，听了这堂课，感触很深，我觉得你说得也有道理，但是我总觉得这好像与营养平衡论有些冲突？"

　　我笑了笑，说："关于营养平衡各有各的看法，我们不论谁的对与错，也不去批评任何人。因为**对食物、对自然的认知，不同的人站的角度不同，得出的结论必然不同。**"

　　我们经常说"观点"，其实所谓的"观点"就是站在某一**个角度观察到的某一个点。既然是观点哪有对与错？他从这个角度看到的就是这样的，你怎么能说他不对，他又怎么会确定他错？就比如看山，**"横看成岭侧成峰，远近高低各不同。"我看是这样的，你看是那样的，角度不一样，看到的结果肯定不一样。

　　依我看来，自然界中，有肉食性动物，有植食性动物，也有杂食性动物，它们有的吃肉，有的吃草，它们的营养并不均衡，但它们却能够生生不息地得以繁衍。就像老鼠，你看它繁殖多快。

我曾经拜访过 100 多位长寿老人，他们生存的环境，第一偏远，第二少食，他们的食物不可能达到营养均衡，但是身体很好，很健康。

台湾有一个知名作家，曾专门找了一个著名的营养专家为自己配餐。早上吃什么，中午吃什么，晚上吃什么；早上几点起床，晚上几点睡觉……生活作息、饮食起居全都按着规定来，这样一直坚持了很多年。可是到了 40 多岁的时候，去医院一检查——癌症。

她很失望，也很不解，自己一辈子很讲究，完全按着那些标准来生活，一年 365 天都是按着各种条条框框来约束自己的，如此规范、营养、健康的生活方式，怎么还会能得癌症呢？

痛思之后，她做了一个决定——她要告别生命。于是，她把台湾的一帮老朋友全都邀请来，开了一场生命告别会。女作家说："以前，我总是听所谓的'权威'的意见，却没有正确地看待对自身的身体状况。从今之后，我不想再被那些'规范'束缚，我要顺其自然，做事如此，饮食也一样。"

后来，女作家就抛开一切桎梏去旅游了。在这个过程中，她按着自己的心性生活，再也不像以前那样活得小心翼翼。她说，我从来没有发现过生活会这么有趣。饮食上，完全按着自己的兴趣，尝试各种口味，想吃就吃，想不吃就不吃，就这样自然而然地生活着。比如说，在以前有许多食物她都不吃，像油饼、油条或者烧烤的食物，因为大家都说不健康。但是，现在，她听从身心的意愿，不再有那么多约束，偶尔也会尝尝这些新鲜"食物"，只不过是所吃的东西量少些。就这样过了2年，最后的结果是她的病情逐渐有了好转。

所以说，**心思的束缚会带来饮食习惯的束缚，而饮食上的"斤斤计较"，也会生发出疾病。看来，要想获得身心的健康，更要有一份随顺的心境。**

少食不等于节食，辟谷不等于绝食

少食是积极主动的，节食是被迫无奈的；辟谷是奋进向上的，绝食是消沉向下的。因而，少食不等于节食，辟谷也不等于绝食。

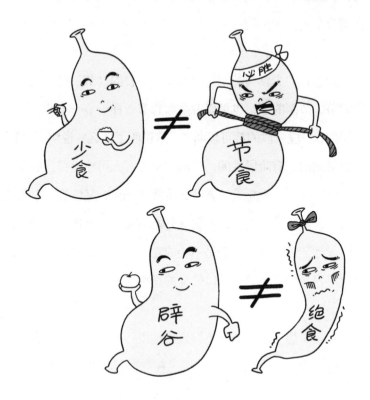

　　有一位女学员问我："盛老师，您所说的少食不就是节食吗？我经常节食，每次节食我都会吃得很少。可问题是我怎么会越节食越胖呢？"

　　我说："少食当然不等于节食。**节食的'节'可以说是节约的节、节制的节，也可以说是像竹节一样一节一节的、一层一层的、一段一段的都可以叫节。这说明了什么？说明了"节"是有节制的、有阶段性的。**生活中有许多人可能觉得自己这一段时间吃胖了，就想着节食吧，等瘦了一点，又恢复了以前的饮食，自然又胖上去了，然后又开始节食……就这样，一阶段一阶段地节食，减肥一般是不会成功的。而且，这种反复性的节食最容易给身体造成难以估计的伤害。"

　　女学员想了想，非常不好意思地说："盛老师，好像我就是这样。虽说总想着这段时间自己在节食，但是一碰到好吃的，就什么都忘记了，什么节食、什么减肥全都被我抛在脑后了，感觉自己馋得不得了，所以，一吃起来就肆无忌惮了，但感觉好过瘾。不过，大家都说我这是暴饮暴食。应该没关系吧，我下次少吃点，或者不吃了，不就行了。"

我笑了笑，继续说："你这种做法，就是暴饮暴食啊。要知道，暴饮暴食往往会使肠胃'嘭'地一下撑大了，这时候肠胃就会有一个记忆，等你下次吃饭的时候，它依然记着你上次吃的那个量。如果你没吃够那个量，它就有可能等着，等着食物的到位，你会感觉到好像还有点饿，还没吃饱，非得再吃点东西才能找到那种饱的感觉。你下一次少食的想法是很好，因为这样能让身体得到适当地调节，但实践起来比较难。你会发现，自己饿得受不了。你想一下，是不是这样？"

女学员点了点头："嗯，确实如此。有的时候我节食一段时间，就又会情不自禁地弥补或犒劳一下自己，如此，甚至比节食之前吃得还多。怎么改变这个状况呢？"

"节食。不要认为自己节食了就是少食了。因为很有可能在'节'的前提下，你所食的量依然很多，肠胃依然没有空下来的机会。你以为'节'了，以为少了，但是并没有真正达到身体所需要的少食的量。

但少食并不是这样。**少食是在原来的饮食基础上按身体的需要少吃一点，比如，每天少吃一餐，每餐又少吃 1/3**，在这个过程中，肠胃会有一个真正空下来的机会，我们会慢慢弄清楚身体真正所需要的那个量，并且让身体开始适应。而且，**少食是一项长期的、持之以恒的过程**，也就不会出现因暴饮暴食等引起的损害身体的现象。这样，才能拥有健康的生命状态。"

女学员又追问："盛老师，既然少食不等于节食，那是不是辟谷也不等于绝食啊？可是，辟谷不就是不吃饭吗？那不吃饭不就是绝食吗？这谁能受得了？"

"这是一个误区。辟谷不等于绝食。这两个词的涵义有很大的区别。"

"绝食是什么东西都不吃，而辟谷除了不进食之外，还可以采用其他给身体补充能量的方式，如服气等。因此，我们说，**绝食就是我有意识地去'绝'，让身体硬扛，这对身体是有损害的；辟谷是在自然而然的状态下不吃，是认识生命、应用生命，促进生命内在平衡的方法。这不仅不影响身体健康，而且有益于改善身体状况。

　　"对两个概念的理解不同，就是内心定位的不同。内心定位就像一个电磁波，这个电磁波发送的是'你好'，对方收到的一定不会说'你坏'。很多绝食三、五天的人可能会因绝食而'死亡'，为什么？因为绝食，他的心里可能会恐慌，有时还会出现自我暗示：自己是会饥饿的，绝食会死人的，再加上内心的恐惧和对抗，那绝食的结果可能真的就是会死人。而辟谷并不是如此。佛家、道家、儒家、中医等多种经典上都有记载，并且许多人通过辟谷得以长寿，那他的内心里就会认为，辟谷是不会死人的，是健康的。"

每天少食一餐，每餐再减 1/3

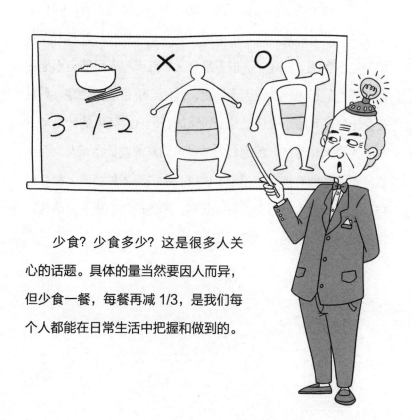

　　少食？少食多少？这是很多人关心的话题。具体的量当然要因人而异，但少食一餐，每餐再减 1/3，是我们每个人都能在日常生活中把握和做到的。

一提到少食一餐，许多人就会想，哎呀，那怎么能受得了？其实，你有没有想过，我们的身体并不怎么适应一日三餐的状态。在人类 300 万年的历史当中，有 99% 的时间是在饥饿状态下度过的，甚至四五十年前，人们还经常过着吃糠咽菜，饥一顿饱一顿的日子，这种说法绝不夸张。

那个时候，人们不会说，哎呀，我这一餐不吃我就好像少了一餐，他们没有这种概念。他们不会去想，为什么今天我缺了一天或者一顿的饮食。在他们的心目中，没有"缺"的这个概念。因为没有，他就知道不吃也没什么大不了的。可以说，在这百万年的历史中，人们的身体是非常适应饥饿状态的，一顿饭不吃人们并不觉得奇怪和不适应。

但是现在少了一餐，人们就会说，我今天本来该吃的。**"本来该"是现代人特有的说法和内心独白。**"本来"就是理所应当。这就意味着，在他们心目中，吃三餐是理所应当的，少吃一餐就是"不应该"的。在这种心理暗示下，到了吃饭的时间，他的身心就会向他表达自己的意思——到点了啊，该吃饭了啊！其实，他饿吗？他不一定饿，只是将这三餐当作了理所当然的事情，当成了一种习惯而已，结果是越吃越多。身体的各个器官，各个系统都有一定的承受力，一旦超过了承受力，就会产生疾病。

我们家的保姆刚来的时候，有一天对我说："盛老师，我以前就听人家说过，一个星期要有一天不吃饭的话，身体会特别好。您说，这要真是一天不吃饭能受得了吗？"

我笑笑说："没事，你以后在家里可以有一天不吃饭，其他时候一天只吃两餐，而且不会饿。"之后，她每个星期都有一天不吃饭，而且其他时候一天只吃两餐，基本上给我们做完饭，自己就出去了，她把"少食"坚持得很好。

持续了几天，她对我说："盛老师，我感受到前所未有的舒服。以前一天吃三餐的时候，就觉得自己好像总是昏昏欲睡，也没有什么食欲。如今，一日两餐，头脑清醒，身体也很轻松。按理说，不吃饭会饿，但是我并没有这种感觉，不吃也不会觉得饿。"

事实上，保姆来的时候非常胖，身材很臃肿，而且还患有许多慢性病。坚持了一段时间后，瘦了十几斤，身心都感觉很舒服。

通过有意识地控制和减少饮食数量，可以达到改善体质、减轻疾病、获得健康的目的，这充分说明了少食的意义。

曾经创办了我国第一所儿童医院、第一所儿童营养研究室的医学博士苏祖斐的饭量就非常小，她认为吃得少，胃、肠、肾、肝、心的负担就少，这对健康长寿非常有利。

爱迪生一日也只吃两餐，饭量大约是正常人的一半。在他看来，大部分的病都是由于吃得太多而引起的，因而他曾极力主张全美国所有的人都应该减少 2/3 的食量。

20 世纪 30 年代，美国营养学家麦卡教授就做过这样的一个实验：

他将实验对象小白鼠分成两组，对每组小白鼠都保证包括蛋白质、脂肪、碳水化合物、维生素、矿物质等在内的营养物质供应。不同的是，他对第一组小鼠限制热量，对第二组小鼠则不加限制，就是说，第二组的小白鼠可以由着自己的性子吃。

不同的结果产生了：第二组小白鼠 175 天后骨骼就停止生长了，而第一组小鼠即使在 1000 天以后，骨骼还在缓慢地生长。不仅如此，第二组小白鼠不到两年半就全部死亡了，而第一组小白鼠却活了三四年，并且患病率低了很多。

可惜的是，麦卡教授的这项伟大发现却并没有引起学术界的重视。直到 20 世纪 60 年代末，美国老年学家马克登诺做了一个类似的实验，才受到人们的关注。

马克登诺也是将小白鼠分成两组，每天都供应给含有 22% 蛋白质和 5% 植物油的饲料。甲组小白鼠，每天给它们供给含 20 千卡热量的食物（这属于正常饮食），而对乙组小白鼠每天只供给 10 千卡热量的食物（这属于限制饮食）。结果，在乙组小鼠中，有 2/3 的平均寿命大大延长，其中最长寿命是甲组小鼠的 2 倍以上。

这两个实验都证明了一点：少食是健康之道。每顿饭吃得少点，就不会伤着身体，长寿的可能性更高；而吃得多的话，就会因为伤身而短寿。因此我主张少食，**每天少食一餐，并且每餐还要在原来的饭量基础上再减 1/3，这个饮食量基本上能够满足人体所需，它能够让你摆脱对饮食的依赖，并形成良好的饮食习惯，使生命达到最佳状态。**

酒要抿，饭要品

现在，很多人在酒桌上喝大了、喝高了，被酒折腾得不省人事，常常不知道自己说了什么，做了什么，有的甚至连自己怎么回去的都不知道。这就是自己的意识行为被酒驾驭了，成了酒的奴隶。

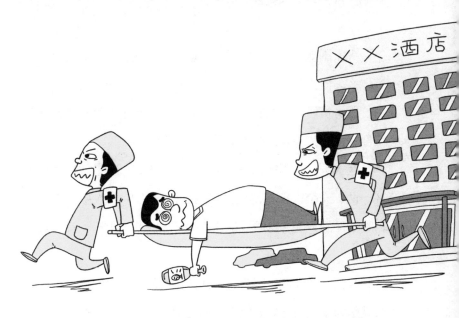

2013 年 4 月份，我去山东聊城讲课。课后，有几个学员说："盛老师，总算把你盼来了，这次我们得好好请请你。"于是，我们一行十几个人就去了饭店。

大家围坐在一起的时候，我就问服务员："你们这里饮酒有什么习惯？"

服务员说："你们这一桌十几个人，桌上的每一个人都会敬你一次酒，并且一个人都是 2 杯。"

我一听，这不行，一个桌上十几个人，一人敬两杯酒，一杯一两，一个人那就得敬我二两酒，如果 10 个人敬下来，我得喝 2 斤酒下去，这酒要是这样喝下去，基本上这一桌子人全都醉了。

我说："你们是因为养生才认识我的对不对？跟着我在一起就是为了让自己更健康，活得更幸福、更快乐，对吗？"

大家都说："是，是，是。"

我继续说："今天我们能够坐在一起吃饭，都是因为少食而结缘。我倡导少食，倡导品酒，倡导喝养生酒，不喝多，喝味道。但如果我们这样喝下去，谁能保证今天晚上不醉？"

大家都说："盛老师，我们这儿都是这种风俗，我们也没办法改变。而且您是我们这儿最尊贵的客人，我们要是不这样敬您酒的话，就觉得非常对不起您。周围的人肯定会笑话我们，他们会说，你们怎么能这样对待尊贵的客人呢？"

我说："这个习俗，你改变不了，但是今天在个环境里面，就在我们这个群体里面，我们喝酒，可不可以重新制定游戏规则？规则是什么？规则是玩游戏的人自己制定的，我们今天在这里重新约定游戏规则不就行了。"

大家都说："盛老师，今天您是尊贵的客人，您说了算。"

"那好"，我说，"我在课堂讲到饮食，特别讲到饮，饮什么？在酒桌上，可以是饮红酒或者白酒，不过，我建议大家一定要喝养生酒。让酒来帮助我们的健康，帮助我们的身体，让血液疏通得更好，运行得更好，而不是让酒来伤害我们的身体。**我们喝酒，要以喝得舒服为主，而不是让酒来控制我们、驾驭我们。**

"好。"大家异口同声地说。

"什么叫舒服？这一大杯酒三口或者五六口饮完舒不舒
服？"

"不舒服，烧心。"

"那么，我建议大家端起酒杯，喝一小口在口中抿一抿，
品一品。**什么叫品？品字三个口，三个口并不是说你分三口把
它喝了，而是代表着反复、代表着再三，就是说喝酒要反复地
咀嚼，反复地去感受，反复地去品味这种味道，去咀嚼这种味
道，这就叫'品'。**"我端起了酒杯。

当大家端起来酒杯小口地品尝的时候，我说："咽这点酒，
难不难受？"

他们说："这个不难受。"

"我们这样喝酒，才是真正做到品酒，真正懂得品酒。接
下来，我们就用这种方式喝酒，好不好？"

大家都笑着，品味起了手中的酒。

这时，有一位朋友说："盛老师，既然酒少喝了，那饭你
就多吃点吧！"当时我就笑了："在座的各位都是刚听完课下
来的，我建议大家以后还要改一个习惯，吃饭的时候可以对大

家说，尝一尝这个味道怎么样？你这样说，大家肯定会仔细品一品。在慢慢品地过程中，他肯定会少吃了。这样我们是不是喝得健康，吃得也健康。"

　　这就是我在聊城的那段记忆。那顿饭，虽说吃得少了些，喝得少了些，但是每个人都感觉很舒服。大家边吃边聊，气氛也很好。我由衷地希望，**以后我们每个人在酒桌上吃饭的时候，都可以说，慢慢吃，慢慢喝，我们来品一品。这样，我们的生活才是有品位的生活，我们的人生才是有品位的人生。**

让身体慢慢适应少食状态

少食或者辟谷，不是什么修炼、修仙的方法，它只是人人都可以拥有的一种自然状态。其实自然界中多数的生命都在适应着少食状态。

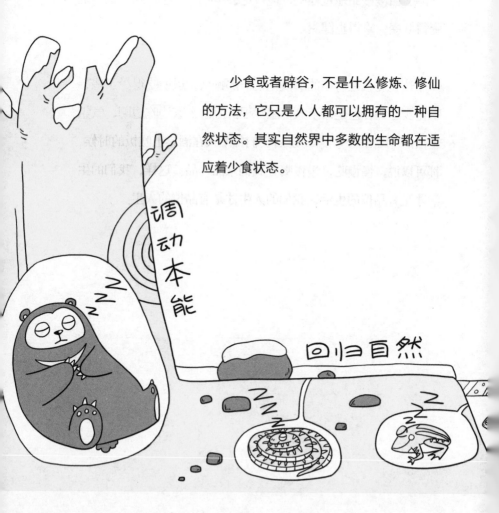

Part 2　对食物的依赖，成为食物的奴隶

大自然中的许多动物生存，都在顺应和适应自然，即使不能保证一日三餐，或者几个月不吃食物，也能让自己很好地活下来。可以说，它们的身体具有极强的自我调节能力。

比如说，冬天食物少了，没有吃的，许多动物就会进入冬眠。通常，熊在冬眠过后，会减少原来体重的1/3。这时候，它们会带着孩子到很远很远的地方寻找食物。这个行程往往长达几个月，在整个觅食过程中，它们基本上吃不到任何东西。而且，母熊还担负着喂养宝宝的任务，它自己不吃东西，但是还要给熊宝宝喂奶，等到了目的地，就会瘦一半的体重。这要是在我们人类看来，会觉得不可思议，可这就是身体能顺应自然的正常结果。

除了冬眠外，还有一些动物夏眠，像在热带生活的鳄鱼、死亡蝮蛇等，天气太热了，它们就会找一个地方趴着。它们在夏眠中，新陈代谢的速度往往会减慢。如有的动物甚至会将肠

的容量减少 40%。这样，食物摄取量可以减少 60%。当食物不再短缺的时候，肠又会恢复到原来的大小。在食物短缺或者丰盛的时候，**动物们的身体会自然而然地进入自我调节的状态，以适应不断变化的大自然。这就是动物与生俱有的本能，也是大自然赋予它的生存智慧。**

　　而人呢？通常还是固守一日三餐的饮食习惯，你让他少吃一点儿，他都会找出许多理由来反驳：少吃了，我不长个儿了；少吃了，我就没劲儿；少吃了，我会不会生病……如果你让他辟谷，几天不吃东西，那更是不可能。在人们根深蒂固的观念中，没有任何食物和水的情况下，能维持 3 天的生命就不错了；如果有水喝，能维持 7 天的生存就很了不起。就连有一位生物化学教授也发言说："饥饿状态下生命极限是 7 天。"

　　在这里，我想提醒一下，别忘了，人类本身也是自然界中的一员，也是隶属于自然的一个生命体，有社会属性，也有其自然属性。人类之所以能够被称之为"万灵之长"，肯定有比其他动物更强的生存能力。

　　更何况，少食或者辟谷，不是什么修炼、修仙的方法，只是人人都可以做到的一种自然状态，动物冬眠的全过程也可以看作是少食或辟谷的状态。

　　2005 年巴基斯坦大地震中，有人在不吃不喝且骨折的情况下，竟然活了 27 天。四川大地震中，有一位 80 岁且下肢瘫痪的老人，被埋了近 266 个小时最终获救。

　　这些奇迹不断发生着，突破人类极限的记录也在不停地刷新着。这是否告诉了我们，**人类并不是只有吃得饱才能生存，在食物短缺的时候，我们自身也有极强的适应能力，关键是要有意识地保护和运用好这种能力。**

　　这也是否说明，人类的身体远比我们想象得更加强大。我们完全可以调动本该拥有的自然属性，让身体回归到少食状态。

　　当然，调动人类自然属性的过程也是一个慢慢调节的过程，**在少食的过程中，身体可能会有些不太适应，但是，它会变化、会调整，直到新的适应能力生成。**当我们慢慢适应了这种变化时，精神和体力也会变好，身体也会更健康。

做"自然人"，达到
内在生命场和谐

当一个人内心安详了、豁达了、恬静了，内心的生命场就会很和谐，不仅不会轻易生病，还会把全身调整到一种喜悦的状态。这就是：人的内在生命场越和谐，身心就越健康。

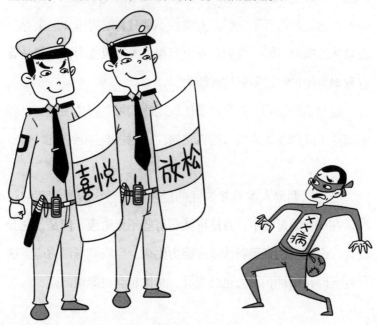

一个人生病之后，心情对于病情的缓和是很重要的。我记得很久以前看到过这样的一篇报道：

有两个人去医院检查，一个查出得了癌症，而另一个是健康的，但最后因为医生错给了病历，使得两个人表现出完全不一样的心境。那个本来得癌症却被认定是"健康"的人每天乐呵呵的，最后不治而愈；而那个原本健康的人，因为看到了"死亡病例"每天郁郁寡欢，最后真的得病了。

看来，心境不同，对身体的健康影响很大。

一个人，如果总是感到恐慌、恐惧，常常处在紧张的状态中，试想，心脏能经得住多长时间的折腾？时间久了，就是没有病也会把自己吓出病来。

反之，如果你内心喜悦了，心里总是充满欢喜，可能连晚上做梦都是笑眯眯的。你说能得什么病？病就无法侵入你的身

体，因为你太安详、太豁达了。你的内心很恬静，正是这种恬
静使得你内在的生命场很和谐。全身整个细胞都沉浸在这个喜
悦的状态当中，自然就舒服，就健康了。

　　与夫人相识之前，她的身体一直不太好。她曾感慨地对我
说："老公，你不知道，遇见你，我是多么的幸运。小时候，
我妈总是说我是药罐子里泡大的，是随时被扔掉的命。我不服
气，我想抗争，但是身体好不了我能怎么办？"

　　至今，我仍旧记得第一次去夫人家的时候，那橱柜里满满
的两大抽屉药，而且还有各种营养品、保健品。当时，我就将
那些药全都清理和扔掉了。

　　夫人当时的表情很惊讶："谁病了不得吃药啊，怎么就收
起来了？我得去找回来，放在我一眼能看得到的地方，我每天
吃也方便。"我对她说："家里老放着这么多药，还经常放在
眼皮子底下，潜意识里就已经认定自己一定会用得着了，这样
就有了一种心理暗示，哪怕是没病，病也会被你'等'出来了。"

　　认识夫人之前，她已经有几年的乙肝病，每月都要吃药、
打针。我们相处后，因为对我的关心，她总劝我打乙肝疫苗，
害怕把乙肝传染给我！

　　我总会对她说："相信我，**你不会把疾病传染给我，但我**

会把健康传给你！"

刚开始，她对我的话也是半信半疑的。后来我才知道：她之前在饮食方面也特别讲究，每天的饮食都有标准的配餐表，早上吃什么，中午吃什么，晚上吃什么，都有详细的安排，就连每天蒸的米饭都不重样，周一红豆米饭、周二南瓜米饭、周三红薯米饭……还记得她当时非常自豪地对我说："老公，我会照顾自己吧！那是我专属的营养师给我制订的配餐。"

我当时就对她说："你这哪是会照顾自己啊？吃饭本身就没那么复杂。你想想，许多动物生病了，它们并不恐慌或者恐惧，大都会找一个地方静静地趴在那不动，也有的可能会去吃某一种草药什么的，没多久，它又恢复到以前的状态了，开始活蹦乱跳了。"

"你的身体为什么总是好不了？因为你的内心很紧张，不豁达，生命状态是很紧张的，没达到真正的和谐，病能那么快好吗? 更何况，有很多病都是心病，如果能让自己在心情上保持愉悦，连身体的每个细胞都是愉悦的，还哪来的病啊！要是自然而然的饮食，也许会有不一样的感受，你可以试一试。"

通过各种潜移默化的交流，以及日常生活方式和生活态度的改变，渐渐地，夫人整个身心比以前轻松了很多，笑容也比以前多了。夫人整个人的状态慢慢好起来了。去年，我们和以前的朋友聚会，有一个人几年没和她见面了，刚开始竟然没认出来！后来和夫人说："几年不见，你的气色与以前相比简直是判若两人……"

Part 3
他们这样说：先别着急吃三餐

佛家讲究"过午不食"

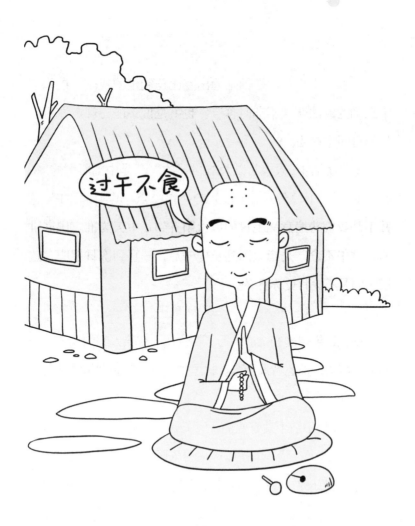

　　"过午不食"，是佛陀为出家比丘制定的戒律。在律部中正确的说法叫"不非时食"。也就是说不能在规定许可以外的时间吃东西。

　　现代生活中，人人常以为"过午"的"午"是中国所谓的"午时"（上午 11 时至下午 1 时）或中午 12 点。**其实，"午"，并不是我们普遍意义上讲的以太阳升到正中天为准。佛家讲的"过午不食"是指太阳到正中午后，一直到次日黎明，这段时间是不允许吃东西的。**

　　据说，佛陀当初求道，为了在物质上解除人间的疾苦，舍弃荣华富贵，他还特地到苦行林里去修行，首先训练的就是减餐和不食。

　　佛言，日中后不食有五福。所谓五福，一者少淫，二者少卧，三者得一心，四者无有下风，五者身安隐亦不作病。意思是说，过午不食有五种好处：一是淫欲心减少，二是睡眠欲望减少，三是容易得定，四是不会放屁，五是身体安康不生病。可见，过午不食对身体健康大有好处。

现在许多信佛的人在生活中用过午不食的方式，在一日三餐中不食晚餐，并且在这个过程中会觉得舒服，精神状态会很好。

弘一法师李叔同也曾实践过"过午不食"。

他曾到大慈山辟谷，断食达 17 天，他还把断食的感受详细记录在《断食日志》中。这期间，他以写毛笔字打发时间，笔力丝毫不减，而心气却比平时更灵敏、畅达，有种脱胎换骨的感觉。断食之后，李叔同还摄影留念，并制成明信片分送给朋友们，像下排印着："某年月日，入大慈山断食十七日，身心灵化，欢乐康强——欣欣道人记。"

道家说"欲要长生，肠要长清"

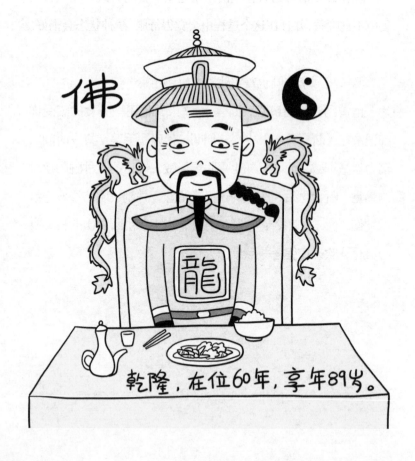

乾隆，在位60年，享年89岁。

东晋道教学者、著名炼丹家、医药学家葛洪在《抱朴子·内篇》中说："**欲要长生，肠要长清。**"

"八仙"当中的纯阳祖师吕祖说："**欲要长生，腹中常清。欲要不死，肠无渣滓。**"

道家倡导修仙成道，追求不食人间烟火，餐风饮露。

道家认为，人食五谷杂粮，会在肠中积结成粪，产生秽气，阻碍成仙的道路。为此，道士们纷纷模仿《庄子·逍遥游》所描写的"不食五谷,吸风饮露"的仙人行径，试图达到不死的目的。

或许，道家的饮食方式可以给我们一些借鉴。

在现实生活中，一个人想要长寿，最简单的做法就是清理我们自己的肠道。

道家的辟谷是最具说服力的，比如张三丰的晚年，每年都会有一段时间用来闭关、辟谷。1314 年，张三丰 67 岁时在全真道祖庭所在地——陕西终南山，闭关辟谷 3 年。

再如，"睡仙"陈抟，从年轻时开始修炼，学会辟谷之后，后来隐居湖北武当山闭关辟谷 20 余年。

另外，还有唐玄宗李隆基，道教的师傅在教他修炼的过程中，看他崇道求仙心切，又念其治国辛苦，就教给他道家的辟谷养生术。

李隆基深谙辟谷之理，并自行辟谷服气，享年 78 岁。

明嘉靖皇帝也通过道家的辟谷进行养生，每年他都会抽出时间，用道家方式闭关、辟谷修炼。

还有，中国古代最长寿的皇帝——乾隆，既修佛法，也修道家方法，道家用的最多的修炼方法就是辟谷养生，乾隆在其晚年时，一顿只吃一道菜。

在民间，也有一个小群体，每个星期都有一天不吃东西。这些小群体有的是以家族形式存在，他们祖祖辈辈如此，家族中也发现了很多长寿人员。

我在见过全国几十位百岁老人后，也得出一个结论：欲要长寿，身要常瘦。广西巴马的那些老人们，吃饭都特别简单，吃的也挺少，但看起来精神非常好。

儒家主张"食勿求饱" "食不厌 精，脍不厌细"

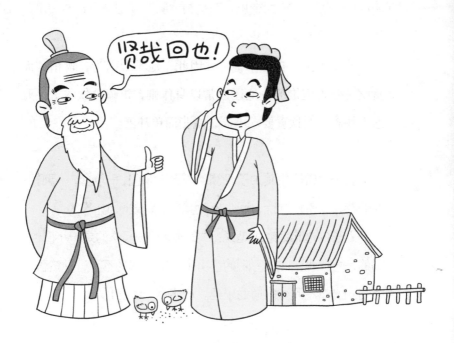

　　《论语·乡党》篇记述了孔子的一些日常生活习惯，其中有一句话是："食不厌精，脍不厌细"。"厌"不是人们通常所说的讨厌、嫌弃的意思，而是与"餍"字相通，是"满足"的意思，"不厌"就是不饱食。

　　孔子主张"食无求饱"，因此，他不会因为食物精美而贪吃，吃得饱饱的。他还经常以身作则，饭疏食饮水，不耻恶衣恶食，对饮食要求不高，主张简单朴素。

　　孔子也曾赞赏其弟子颜渊："贤哉回也！一箪食，一瓢饮，在陋巷，人不堪其忧，回也不改其乐。贤哉回也！"

　　孔子的这句话意思是说："贤德啊，颜回吃的是一小筐饭，喝的是一瓢水，住在穷陋的小房中，别人都受不了这种贫苦，颜回却仍然不改变向道的乐趣。贤德啊，颜回！"

　　颜回的生活之所以美就是因为他崇尚简约、淳朴的生活方式，饮食上也能做到简简单单，而不是非要把自己吃撑、吃胀。

现在的人们选择食物的余地更加多元化了，但也不能因为是美食就吃多，否则很不利于身体健康。所以，我建议大家在生活中也能重新思考一下孔子的饮食理念，少吃点，简单点。

武则天几十年饮食有节

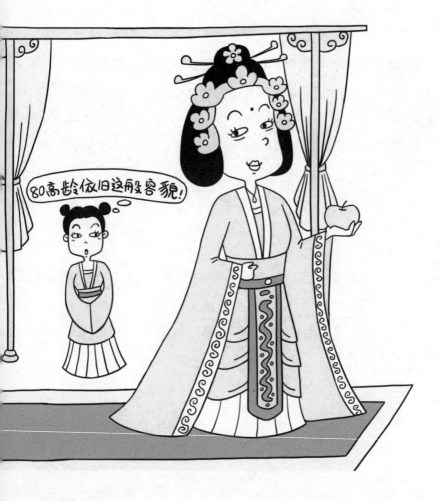

Part 3　他们这样说：先别着急吃三餐

唐代女皇武则天，80 岁高龄时仍保持着青春般的容貌，不显衰老。《新唐书》上说她"虽春秋高，善自涂泽，虽左右不悟其衰"。武则天能够保持容颜不老，除了她本人胸襟开阔，豁达容人外，其实还有一个重要的原因，那就是：**饮食有节**，并以素食为主。恐怕这对她保持优美妩媚的体形，防止老年心血管疾患起到了重要的作用。

有记载说：武氏为了不忘少年时的清苦，时常还吃点"忆苦饭"。虽然也有人认为这是统治阶级上演的一些政治表演秀，但确实对她广积各种养分，保持健康体魄很有好处。

如今，随着物质生活的不断提高，精神生活日益丰富，人们对健康长寿也越来越重视了，我们现代人不妨也借鉴一下古人的良好饮食习惯，让自己少吃点，更健康。

宋庆龄年轻美丽的秘密：食勿过饱

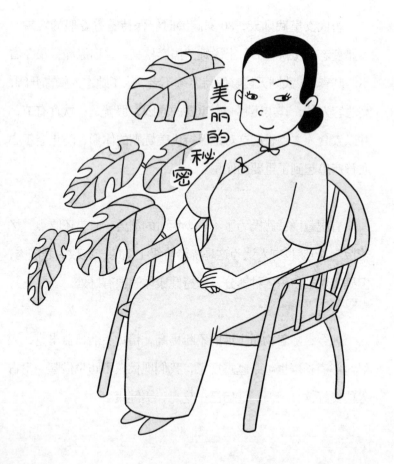

通常来说，女性年过 40 岁，身材可能会有些走形，所以我们经常听到一些女士为此而烦恼。当然现在注意保持身材的男士也越来越多，保持青春活力、延缓衰老是大家共同的愿望。

如果我们了解一下宋庆龄的饮食习惯，可能会有一些启发。她 60 多岁时，仍然身材适中，体重始终保持 50 公斤左右，据说那时的她肌肤依然白净，整个人看起来容光焕发。

宋庆龄的养生秘诀之一就是少食。她很**注重饮食质量，坚持少食**。虽然她比较喜欢吃一些较硬的食物，但总体上不会影响消化。**宋庆龄每一次进餐也只吃五分饱，即使再爱吃的食物，也绝不贪食。**她几乎每天都会用磅秤称体重，只要发觉体重稍微重了些，就会马上根据自己的身体状况调整饮食。

　　其实，抗衰老的一个简单实用的方法就是**"食勿过饱"**。进食太多，会引起肥胖而早衰。少食，能量平衡，可延缓衰老。所以，生活中，我们要健康饮食，让肠胃始终保持"空"与"满"的平衡，不暴饮暴食，也不过饱过饥。

广西巴马长寿村老人：
长寿只缘餐饭少

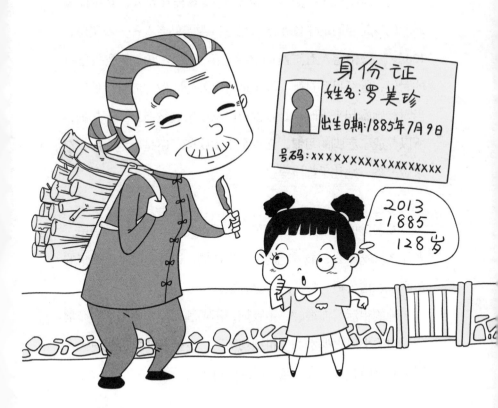

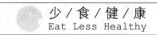

　　这几年，我在全国各地拜访过很多长寿老人，其中印象最深的就是当时的中国第一寿星，广西巴马老人——罗美珍，128 岁。我和老人有过两面之缘。第一次是 2012 年我去巴马的时候，曾经见到过她。罗美珍有个外号叫做"赤脚大仙"，当时和她聊起来的时候，她说自己从小家庭贫穷，买不起鞋，所以养成了赤脚的习惯，无论是上山砍柴，还是下地干活，在家做家务，她几乎都没穿过鞋。

　　罗美珍的生活方式很简单，她不讲究吃，饮食非常简单，煮什么就吃什么，最爱吃的是玉米糊糊，还有自己上山采来的苦麻菜、雷公根、野牡丹菜等野菜。

　　她的生活习惯很好，不吸烟，不喝酒，以素食为主，经常到山边的小溪去喝水。**"粗细均衡""少盐多样"**这些现代人倡导的健康饮食方式，老人已经坚持了近百年。

　　老人睡的是竹席木板床，穿的大多是年轻时制作的本地产的棉布衣服，洗漱全部自理，作息时间也很有规律。她还告诉我们她的养身"小秘诀"：每天吃得少，而且吃得简单。虽然当时她已经 128 岁了，但心态特别好，空闲的时候也喜欢把屋子收拾得干干净净。

　　她几乎每天都要出门，带一把镰刀或一把锄头上山打柴草、锄地、采猪菜……总是闲不住，除非赶上大雨天。

　　第二次见她是 2013 年 5 月份，我们去的时候，看到她正在地里，还时不时调皮地拿块石头"打"同去的人，看起来像个"老顽童"。她还嘿嘿地和我们说："她能搬动一大捆木柴，估计重孙女都赶不上……"后来，老人还拿出身份证给我看，上面的出生日期写着：1885 年 7 月 9 日。

　　2013 年 6 月份罗美珍去世，享年 129 岁。

Part 4

让身边的人少吃点也是一种爱

少食点，不计较

让普通老百姓三餐都不吃？让他们都去辟谷？那肯定不现实！但我们可以少吃点，"不计较"，让身体得到调整，达成生命的健康，至少能少生病。

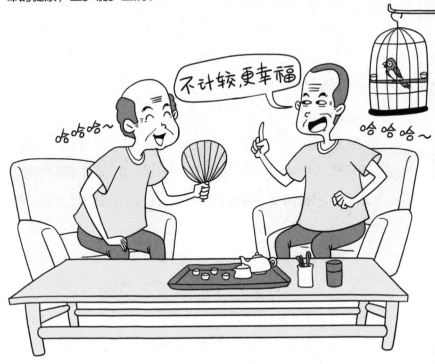

生活中，我经常和人们讲"少食点，不计较。"很多人纳闷了：不计较是什么意思？

不要计较剩下的饭菜：本来吃撑了但怕浪费非得吃完！

不要过度贪图口欲：计较自己吃多了，还是吃少了！

不要用自己的"爱"去揣测对方：如果对方吃得少，就觉得不领自己的情！

……

应该说，这些都属于"不计较"的范畴，**当我们对"食物"不计较，对"吃饭"这件事不计较的时候，首先心态上是放松的，然后才会渐渐养成一种更适合自己、有利于身体健康的生活方式。**

就拿我岳父来说，他以前一直有糖尿病，饭量也不小，肚子大，可胖了。起初我建议他少吃的时候他不是很理解。后来，他尝试一段时间后发现少食不但不饿，而且身体更清爽了。从此以后，他吃饭就没那么复杂了，现在每天就吃两顿饭，一般都是粥。体重能保持在 120 斤左右，比较标准，练臂力器一分钟能练 60 多下。这几年下来他糖尿病控制得比较好，体力好，精神状态也很好，还说自己是"幸福老顽童"。应该说，"少食"不但给岳父带来身体上的健康，也让他心情好了不少。

一有时间，老岳父就在夫人的 QQ 农场里种种菜，养养鱼；看到市场上有什么新鲜玩意儿就买回去自己鼓捣半天，来到家里就和我们说那个"高科技"有多好玩，效果有多好；有时候还陪我喝喝茶，唠唠嗑……

岳父去公司的时候，经常是：人还没见着，大家就听到他一路哼着京剧上来了。你要细听，他可能唱得不好听，可是他自己很开心。有一次北京有两个朋友过来，正好岳父来家里。没过一会儿，岳父就把他们逗乐了，还不停地和他们分享最近新学的养生心得，一边比划，一边讲解着。

那两位朋友对岳父说："您说话太有感染力了，动作表情啥的都配合得特别丰富，这么好的精神状态从面相上看真不像 60 多的人啊！"岳父说："这些年我在饮食上知道控制和调节了，对自己身体的了解也多了，这不，生活方式健康，精神也好么。"说着就哈哈大笑起来。

应该说，岳父是把这种对食物"不计较"的态度延伸到生活中来了，所以他现在整个身心场是轻松自在的，也是非常和谐的。

生活中，我们常常听到"快乐不是拥有的多而是计较的少""不计较更幸福""不计较更成功"这样的经典句子。"不计较"的道理大家都明白，但真正做起来可能并不那么容易，何况要和"快乐""幸福""成功"这些我们一辈子都在追求的美好事物挂钩。**如果每个家庭成员都能从养成一个好的饮食习惯开始，把"不计较"的心境先落实到对饮食的态度上——"少食点，不计较"，慢慢培养自己拥有一份好心境，再逐渐地把这种好心态放到一个家庭，一个企业、一个团体中，又何愁快乐、幸福、成功不会来？而整个社会又会多么和谐，有多少爱的能量流动啊！想想，这简单的六个字"少食点，不计较"真是值得我们在生活中细细体会和认真实践的。**

夫妻何苦为"吃饭"的小事吵架

生活中，夫妻之间为了"吃饭"的事吵架的不在少数。吃什么？谁买菜？怎么做？成了"大问题"。年轻小夫妻分得更细：谁洗菜、谁做饭、谁刷碗等都提前约定好。配合好的相安无事，配合不好的"战争"爆发，说到底都是吃饭惹的祸！

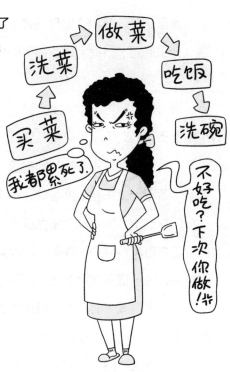

留意一下，我们会发现很多家庭会为了吃饭吵架，口味问题、分工问题、时间问题，都可能成为吵架的源头。

有一次，我听一位女主人说："每当我高兴地给他们爷几个端上饭菜的时候，可总是听到一会儿'咸了'、一会儿'辣了'、一会儿又'不好吃'的抱怨，所以我也很生气：这可是我辛辛苦苦一上午精心准备的，不好吃？下次你们自己做！"

设想一下，如果从上午九点多、十点就开始准备"吃饭"的事，去市场买菜　洗菜　做菜　吃饭　洗碗，全部收拾完，这一整套流程下来，少则两个小时，多则四五个小时。女主人花了这么多心力在吃饭这件事上，却并没有得到想象中的结果，生气也在所难免。如果是都市中生活的话，大家可能一天都在外面奔波，下班再花一两个小时颠簸到家就很晚了，更没那份心力和时间去准备饭菜了，如果双方互相不理解，可能问题就来了。

有些年轻小夫妻，结婚后家庭劳动分工比较明确，尤其在"吃饭"方面表现得更加突出。小 A 和小 C 结婚没多久，有一天晚饭后，小 A 对小 C 说："饭是我做的，这下碗该你刷了吧！"小 C 一边推托一边打游戏。小 A 抱怨道："我上一天班都累死了，回来还得做饭，你就不知道帮帮我！"小 C 还沉迷在游戏的世界中不动弹，小 A 生气地关掉电脑对小 C 说："就知道玩游戏，难怪这么没出息"。被老婆说没出息，小 C 自然很生气。最后两人由"吃饭"的事牵扯出一场更大的"战争"。

……

以上种种场景，都是我们日常生活中经常听到和看到的。好多家庭把"吃饭"这件事当成是"带着任务去打仗"一样，其实如果真吃得很简单的话，那不管是谁参与了"做饭"这个过程，都不用为了口味问题和分工问题去争执。

我一直觉得，"吃饭"是一个品味美食的过程，是件充满乐趣的事，如果夫妻之间能充分地、合理地利用好在一起"吃饭"的时间，共同参与家务劳动，聊聊天，做一些有意义的事，其实非常有利于夫妻感情和谐。

　　我有两个学生，是夫妻俩，男的身体不太好，患有糖尿病，以前妻子整日里就盘算着给他做什么菜，怎么吃，给老公好好搭配一下饮食，一天三顿皆是如此。有时候，两个人不管吃的了吃不了，都要做很多，最后硬撑着也要吃完。后来，在我这里辟谷 3 天后，两人回去吃饭就再也没那么复杂了。每天做饭都很简单，基本上一顿也就一两个菜，饭后收拾起来也很方便。相比之前，两个人有更多的时间用来交流，有时候，还会吃完饭散散步，看看书，或者打打坐、诵读诵读经典等。有一次，他们来看我，对我说："盛老师，以前我们感觉自己一天很慌乱，白天上完班就很累，一天忙完还要做饭，每天就像上了发条一样，所以做饭和吃饭也会带着情绪，后来想想真是挺没必要的。现在我们做饭没那么复杂，当有更多的时间静下来时，我们俩都感觉到了心灵上的超脱，而且夫妻感情也更好了！"

　　我觉得**这份心静很重要，白天一直处于喧嚣、凌乱、着急、焦虑和纠结中，静下来的时候才能真正在喧嚣中获得宁静，而"少食"就是获得宁静的方法之一。**能在这种宁静中去细细体会夫妻之间淡淡的幸福，也是生活中的一种极大的快乐啊。

父母对孩子的爱有时候是伤害

孩子是最真实的，他饿了就吃，不饿就不吃。可是，生活中还是有很多父母为了表达对孩子的爱，一味地让孩子多吃点，吃好点，甚至使劲喂、追着喂、使劲灌、使劲塞。不得不说，只要有对抗的情绪，吃下去的都是害。

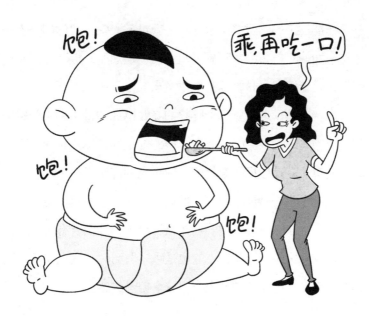

有一次我去沈阳上课，看到一对母女，那个女儿又胖又高，站在妈妈身边看起来特别引人注意：稚嫩的脸和肥胖的身形不是很搭调。因为上课要席地而坐，所以胖女孩坐在那儿特别吃力，一会儿挪一挪，一会儿又动一动，偶尔起身的时候看起来很费劲，嘴里还直说："哎哟，我的妈呀。"上讲台的路上也有点一摇三晃的感觉。所以课堂上我就问大家："你们会不会在吃东西的时候，经常听到妈妈说：'最后剩一点了，赶紧吃完'，或者妈妈总是督促我们吃多点。"

话音刚落，就看到那个胖胖的女儿迅速转过头去皱着眉头对旁边的妈妈说："妈，你看，说的就是你，你平时就是这样的。你看，就是你把我撑胖的，你听老师都说了……"

那位妈妈先是怔了一下，然后给女儿使了下眼色说："我还不是为了你好啊。"过一会儿，那个妈妈好像若有所思地想了想，点点头说："噢？说的也是哦。"当时，我也注意到很多人交头接耳地和旁边的人小声分享自己的感受。

课下，我和那对母女做了简短的交流。那位母亲语重心长地说："反正我看到孩子要是多吃点，就特别高兴。如果发现她某一段时间胃口不是很好，就非常担心和焦虑：是不是孩子最近有什么心事？是不是我做的饭不好吃？是不是一个人在外面过的不好所以瘦了？"

正是因为父母爱孩子，所以才会这么紧张，可是吃饭这件事，吃多吃少，父母却不能替孩子做主，否则自己和孩子都苦恼。

比如，那天的胖女孩说的一番话，让我感触很深。

"是啊，在吃饭这件事上，我妈那是绝对的'劳模'，没事就变着花样给我们做好吃的，尤其是我很长时间没回家的话，一回去就七碟子八碗的，饭桌上我妈更是鼓励我多吃点，还拼命地给我夹菜。我不吃都不好意思了。"

很多家长习惯性地用自己的标准去衡量孩子是否需要吃，是否还要吃，所以我们在生活中经常会看到一些肥胖的小孩，而且肥胖低龄化的现象越来越严重。

有一次，我去参加一个喜宴，桌上接二连三地上了几盘鸡鸭鱼肉，只见我身边的一位妈妈拼命地给儿子往盘里夹鸡腿、鸡翅和鱼块等，一边夹一边高兴地说："好好吃，多吃点，我们宝贝要长身体。"只见小男孩闷着头就大口大口吃，然后就听旁边的人嘴里念叨："小孩子能吃好啊！好好吃！"有的还说："我们家孩子要能这样就好了，天天吃饭跟吃药似的，唉……"说着大家都把肉菜和一些好吃的菜转到小男孩面前。我打量了小男孩一眼，胖嘟嘟的，吃饭特别快，到后面几乎吃得有点勉强了，于是我低声说了句："少吃点哦！孩子！"谁知当时她妈妈瞥了我一眼。那时，我真想好好和她聊一聊多吃的危害，少食的好处，可惜没有机会。不过从那之后我也更加意识到：让家长培养孩子正确的饮食习惯已经十分紧迫了。

传统观念里有一种误区：能吃是福。胖了就是富贵，瘦了就是穷。所以很多家长喜欢督促孩子吃饭，因为妈妈们认为这是对孩子爱的表达。像我夫人这样已经身为人母的，还经常被岳母叮嘱吃饭的事。

有一次，我和夫人去我岳母那儿，一进门，就看到岳母比前段时间又胖了很多。夫人关切地对她说："妈，您看您现在胖了，应该少吃点……"然后，就听岳母说："昨天邻居老李还说我胖的有福气呢，把我乐的。以前人们不都说瘦了就是穷人，胖了才有福气吗？前些年我想吃的时候吃不起，现在有了我还不能吃啊？"一边说还一边咯咯咯地笑。

过一会儿，她又对夫人说："从小，我就看不上你瘦，这次看你身上又长肉了，妈就放心了，还是胖一点好啊！"说着还高兴地上下打量夫人一番。

父母的爱是最无私的，没有哪个父母不爱自己的孩子。不过，爱的表达方式孩子一定愿意接受吗？在我看来，**父母对孩子的爱有时候是伤害**。"少食点，不计较"是我经常讲的一句话，在很多地方讲出这句话的时候，我就问大家：在生活中计较得最多的一个人是谁？

有人说，自己最亲近的人；

有人说，跟自己在一起时间最久的人；

有人说，最爱我的人（父母／伴侣）。

……

仔细想一想，生活中让我们多吃的人、最爱我们、最关心我们的人是谁？肯定是父母。可是，这样的爱往往也可能是让孩子吃出病来的主要原因。

孝敬老人有时会"害"了老人

　　每年春节结束的时候，老人"走"的比例都要比平常的高。孩子们以为给老人多吃点好的，就是孝敬的一种方式。其实，不正确的孝敬老人有时会"害"了老人。为了老人的健康，我们不妨平时多叮叮嘱嘱他们：少食点，更健康。

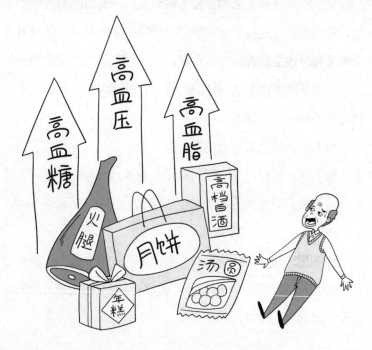

　　孩子平常去看望父母或者过年回家，通常来说孝敬的方式有两种：一，给老人买很多吃的；二，给老人留一些钱。我们觉得老人没吃过，或者平时舍不得买，所以喜欢给他们买吃的。老人经常和我们说，自己老了，已经不爱穿衣打扮了，所以我们丢下钱时总会加一句：平时喜欢吃啥就买点啥。看来，这两种爱的结果是一样的，让老人吃，并且多吃。

　　我去过很多地方，注意到每年春节结束的时候，老人"走"的比例要比平常的高。过年的时候，有的地方喜欢吃年糕、汤圆等贺岁食品，而有的地方喜欢大酒大肉。这些高糖、高脂肪的东西老人都不宜多吃，尤其是患有糖尿病、高血压的人。一来吃多了不易消化；二来油脂过高，影响慢性病患者病情；三来老年人吞咽和咀嚼功能减退，大脑反应灵敏度下降，饮酒后咽部反射更迟钝。在节日的气氛下，如果老人吃得太快、进餐生气、大声说笑的话，都可能引起噎食或者其他疾病。加上人们常常来不及送老人去医院抢救，因此死亡率就很高。

当然，这只是春节时期的特殊情况，但任何事物都是由量变到质变不断日积月累演化而来的。**既然给老人吃多了会造成这么严重的后果，我们不如在日常的生活中就让老人少吃点，时时刻刻叮嘱着点，让他们养成少食的好习惯。**

我 80 多岁的老母亲有念佛、吃素的习惯，所以肉类的摄入不是很大，而且她自己也很注重保养身体。但我是研究"少食健康"的，所以我知道她虽然吃素，但如果每顿都过量的话，也很容易发胖，对身体不好。所以，平时我总是叮嘱她少食点，更健康！母亲每年都会到我家待半年，吃东西的量整体都比以前下降了。

待了一段时间，我夫人看见母亲瘦了一圈下来，非常着急，有一天晚上担心地说："妈妈怎么在咱们这儿待着瘦了这么多。这要是让咱们亲戚看了，还以为我这个做媳妇的没好好对老人家呢！让你哥哥嫂嫂看到可能还会说我这当儿媳妇的把老人饿瘦了！"

我说："妈妈的身体她自己最清楚，她要是饿的话肯定会多吃的，你就别担心了。"夫人听着在理，但有时候她还是会去问问确认下："妈，我看您都瘦了！在这边生活还习惯吗？"
妈妈笑呵呵地说："噢，好像是瘦了点，不过我觉得精神比在
家里时候还好！"夫人这才算放下心来。妈妈有时候和我们聊
天说："我自己身体需要多少食物，什么时候想吃，什么时候
不想吃，一顿要吃多少，自己都很清楚，你们不用为我担心也
不用为我操心。"

为了让 80 多岁的老妈妈身体更好，2012 年 7 月份时候我
带着她去巴马辟谷，之后整个人看起来神清气爽。还有冬至的
时候（季节交替的时候正是养身的好时机），我又带全家出去
辟谷，大家感觉都非常好。我们问妈妈，这样一直坚持少食什
么感觉啊，她高兴地说："觉得瘦下来比以前更有精气神了……"

事实上，夫人之前的担心也是再正常不过的，尤其是当儿
媳妇的，心里肯定会想：我们家里又不穷，老人好不容易来一
次，还不让好好吃？可是，现在的生活条件普遍好了，老人身
边的子女，又有哪个会说：我养不起老人，给她吃不起一口饭，
或者故意不给老人吃饭，让他们饿着的。

如果我们都不好意思让父母少吃点，都不去提醒他们要养成健康的饮食习惯的话，当遗憾地听到在春节或其他节日老人病逝的消息时，我们这些做儿女的真是后悔都来不及了。

不要再以爱的名义让父母多吃了，否则我们认为的孝敬方式可能真的会变成"害"。

孕妇饮食并非多多益善

　　"女人是一天的公主、十个月的女皇、一辈子的佣人。"这是人们常常说的一句话。在当十个月"女皇"的过程中，很多孕妇被告知：要多吃，要吃好，否则肚子里的宝宝营养跟不上。可是，多吃就一定好吗？

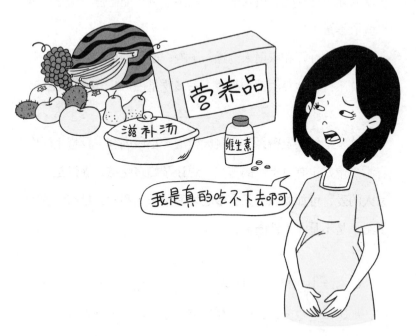

　　"最近老公总在牢骚我吃得太少，说他同学的媳妇孕前不到 90 斤，生孩子时候 170 多斤，而我现在 5 个月了就只是肚子大了，其他和平时没两样！多吃？我郁闷，我就吃不下去啊，一家人非得让我吃，可我硬吃也受不了啊！能坚持一天吃个苹果就很不错了！"

　　"那你好好和家里人沟通一下啊，说说你真实的感受！"

　　"不行，他每次都和我说——多吃是任务！"

　　这是一位朋友曾经和我聊天时的一小段内容，我想生活中有不少孕妇也有过类似的苦恼。**想让孕妇多吃点，固然是出于家人的爱，可如果认为只有多吃才能给孕妇和胎儿足够的营养供给，是不是有点武断？**

　　吃多吃少都要符合身体的自然需要，如果孕妇确实食欲不错，那她多吃也无妨，可是如果真的没食欲，被勉强就是违反身体本身具有的自然规律。

经常听人们说，谁家的媳妇儿因为怀的孩子过大导致难产，谁家的媳妇天天大补特补身体素质还是不行。其实，"吃多了"可能是造成这些结果的重要原因之一。

首先，孩子的营养来源于孕妇，孕妇吃多了，给婴儿提供的营养过多，胎儿自然就重；

其次，孕妇的五脏六腑消化、吸收需要一个过程，一旦营养过多不能被有效吸收，毒素就会囤积在体内，影响孕妇和胎儿身体素质。

当然，这只是吃多了带来的身体损害，事实上吃多了还会影响孕妇的心情。

如果孕妇在饮食方面不能自由选择和支配，很容易产生一些负面情绪（烦躁、郁闷、不被理解等），这样就无法在放松、愉悦的状态下孕育宝宝。看来，孕妇饮食过量会给自己和胎儿带来身心的双重伤害！

为了避免这些伤害，我在夫人怀孕期间就经常叮嘱她少吃。家里人也从不会刻意要求她非得吃多少，她心态上比较放松，也总是按照自己身体的感觉，合理地调节食量和食物搭配。她特别想吃，特别馋的时候就去吃"淮南牛肉汤""凉面""鸡爪子"等她喜欢的食物，啥时候胃口不太好就来个苹果或者香瓜，有时候干脆不吃，可即使是在她少吃或不吃的情况下，我也没发现有什么特别的不一样。她知道在饮食上进行自我调节，哪怕是这一顿真的吃多了，那她下一顿一定会少吃，所以总体上吃饭的量小了。

身边不免有人担心地问："你都怀孕了，还吃那么少啊？"每次夫人都会爽朗地说："嗨，这有什么呀，我要真想吃的话还能对自己苛刻？"

所以，怀孕期间，她的身体状况和精神状态都特别好。2013 年 6 月份，夫人挺着大肚子跟我去巴马讲课，7 月份又跟我去北京讲课，讲完课回到哈尔滨还经常去公司问问情况或者加加班，有时候一忙起来中午饭又省略了。就是这样，也没听她说饿或者疲惫，每天过得很乐呵。家里人也要她顺其自然就好。很多人还是不解："这马上都要生孩子的人，平时吃的也不是特别多，怎么还那么有精力？"

其实，夫人不过是运用一个方法罢了——通过"少食"理念在饮食上进行自我调节。**大自然的任何事物都要适当、平衡、合理。不管是儒家的"中庸之道"还是道家的"中气以为和"讲的都是这个道理。平衡是自然界中最重要的关系，符合自然的才是合理的。**

怀胎十月，2013 年 8 月 16 日凌晨，我们的宝贝诞生了，体重 7.5 斤。母子平安，身体健康，一切都很好。所以说，即便是孕妇，饮食也并非多多益善。家人不能对孕妇过于"特殊对待"，而要学会尊重和理解她们的想法，因为：首先她是一个自然的生命体，我们对她的爱也要符合自然，才能合情合理。

给职场白领的小建议

　　现在很多职场人士和都市白领都面临工作节奏快，压力大等问题，所以在"吃饭"这件事上经常应付了事。殊不知不合理的饮食习惯引发的各种疾病正在悄悄侵蚀着我们的健康。

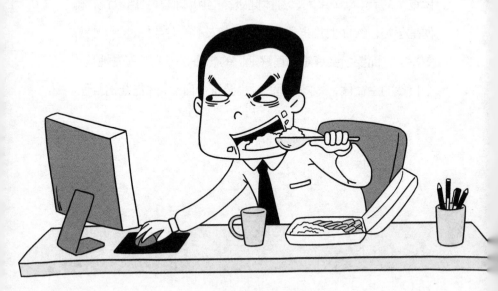

俗话说，民以食为天。健康饮食是身体健康的基础。可是，我发现一些职场人士和办公室白领正被"亚健康"困扰：食欲不振、四肢乏力、头脑疼痛、腹部胀痛、记忆力减退、胃痛、胃胀、恶心……在我看来，**如果没有健康的饮食观念，亚健康还会转变为"亚疾病"。**

不合理的饮食观念包括吃得太多、吃得太快、口味过重、吃得过杂、不讲究等等（下一章会具体讲到）。**可能有的人会质疑说："这些习惯我都有啊，那我现在还不是好好的。"可是，人的一生毕竟还很长，身体还要陪伴我们走完人生这段旅程，难道不应该去好好呵护？定期保养一下吗？**

有一次，开车正好赶上红灯，停在路边时就看到前面一个车主在车的尾部检查什么，特别认真的样子。当时我感叹地说："唉，这人啊，有时候对爱车倒是特别在意，还经常定期保养，可又有多少人懂得保养自己的身体呢？"

我说完这句话，车上的几位朋友就笑了，说："咦，还真是这个理啊。"几个朋友都是办公室白领，当时我问他们："平时饮食习惯怎么样？"几个人摇摇头，纷纷说："不规律！""不好！""苦恼啊！"

后来，我才了解到大部分办公室白领普遍存在这样的问题：经常因为工作繁忙急急忙忙吃快餐或者等到某天一顿一次性大吃大喝"犒劳"自己。虽然我的"少食"理念中，从来没有明确提出具体要少哪一餐（因为每个人都可以根据自己的实际情况自行调整），但如果每天试着少食一餐，每餐再少吃1/3，就能很大程度上避免一些疾病，比如，饮食不洁导致的疾病、胃病、癌症、吃饭太快造成的肥胖、大吃大喝带来的"三高"、糖尿病等。

就拿一天之中大家认为最重要的午餐来说，职场人士一上午工作几个小时，脑力消耗很大，一到中午就急匆匆地跑出去看看吃什么。本来子午时间应该是静下来的，中午出去找吃饭的地方实际上特别耗费能量。

等吃饱了下午又要连续工作几小时，大脑和身体始终得不到充分的休息。正所谓"饭饱神虚，饭饱伤神"。吃得过饱，人体内大部分血液集中于胃部，身体会感到疲倦，下午继续投入工作的身体脏器都得不到很好的休息，时间久了，很容易"积劳成疾"，引发慢性疾病甚至其他重大疾病。

所以，我给职场人士和办公室白领的小意见是：**通过少食一餐或者一餐少吃一点，给自己更多的时间去做更多有意义的事。**我们可以闭目养养神，好好休息一会儿；或者换一种休闲方式，在网上购购物，听听音乐、到外面散散步；或者给身边亲近的人聊聊天，给家人打打电话沟通沟通感情等，亦或是静静坐一会儿，让身体和心灵在无休止的动变中获得一份宁静！这样，让身体和心灵都得到放松，工作、休闲两不误，岂不是更有效、更快乐、有健康的生活理念和生活方式？

少点点儿，别浪费——吃货不等于饕餮

很多人把成为一名吃货当成一件特别能追赶时尚的事。有些"吃货"更是不管能否吃得完，在餐厅点很多菜，最后造成浪费！其实，真正的吃货应该是对美食有一种独特的向往、追求和品位，而不仅仅是追求数量上的多。

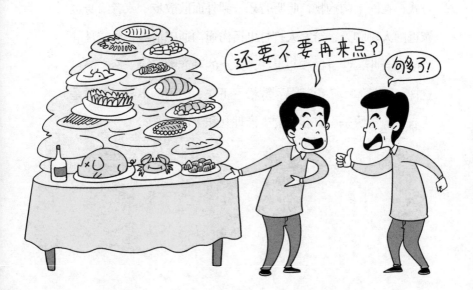

我们中国人在饭桌上点菜通常都有一种习惯：多点。

如果自己请别人吃饭就更要多点，因为传统意识中，大家都认为：一来能显示出自己对对方的尊重和礼貌，二来也让自己看起来特别有面子。（有时候，吃到一半，请客的那位还会不断询问对方："还要不要再来点，怕不够啊。"这时，即便对方说"不用了，够了"，可请客的一方可能还要再点一点，事实上，最后根本吃不完。）

如果是和特别熟的朋友，又是特别爱吃的人一起吃饭，我们也会有意无意地多点，然后热热闹闹地大吃大喝一顿，因为大家都觉得这种沟通感情的方式特别好。

所以，不管是请客还是朋友聚餐，我们都有可能点多了，最后吃不完造成浪费，而且是"二次浪费"，一是多吃浪费了食物，二是多吃浪费了自己的身体。其实，有时候因为点多了造成食物浪费，最后连我们自己都觉得懊恼。

　　我以前就听一个年轻人和我说过她的真实感受。"前几年，我们举办了一次小学同学聚会，当时组织活动的几个人就是抱着'吃货'的心态点菜的，说要好好来几桌，好好吃，好好聊。据说一开始就有人提议：少点点儿，或者点点儿清淡的。毕竟正值过年期间，每个人天天在哪儿都是鸡鸭鱼肉的，根本吃不动。但后来又想：同学们都 10 多年没见了，肯定得好好吃，好好聊啊，宁愿点多了剩下也不能不够吃……所以，最终大家一致默认了要多点，鸡鸭鱼肉几大桌。其实，大家哪有心思吃呢，都在聊天，有的连筷子都没动，大概一个多小时后，人们又要去唱歌，呜呜泱泱地都往外走。服务员进来像大扫荡一样把剩下的饭菜装到袋子里，嘴里还不停地说：'哎呀，这些孩子们呀，真浪费呀，倒了可真可惜……'"

　　我问她："你当时真实的感受是什么？"

　　"我当然心疼啊，回去还和我妈说呢，人均 100 多，基本都没吃，终于明白了什么叫浪费可耻！"

　　这种现象我相信在很多场合都存在，那我们为什么不能把这种"吃货"的心态收一收，把"多点"的行为节制一下？**一开始就少点点儿，把"浪费"尽早扼杀在摇篮里。这一次我们没吃完只是浪费了食物，下一回我们吃多了浪费的就是自己的身体！**

很多人点菜点多了，最后又不想浪费，就会催促身边的人"再吃点，再吃点"，有的人还喜欢"包圆"，比如这个菜归你，你负责解决，那个菜归他，他负责搞定，身边的人虽然也已经吃饱了，但还是不停地暗示自己：再吃点就少浪费一点，我再多吃几口吧。最后，大家都吃得肚子鼓鼓涨涨的，一边摸着肚子一边说："哎呀，吃多了，受不了了。"

本来已经吃好了，最后非要硬往嘴里塞，胃肯定不舒服，**我们把胃本来不需要的食物强制放进去，不就是把胃当成垃圾桶了吗？胃难受了身体肯定不舒服。**可能有人会说："不想吃就不吃了，我们宁愿把食物浪费到垃圾桶里也不能浪费到胃里啊！"可是，明明吃不完的食物被扔到垃圾桶里我们又会心疼，那还不如一开始就少点点儿，也就不会为这个问题纠结了。

所以说，不管我们是哪种场合中的"吃货"，都不能仅仅追求数量上的多，因为**吃饭不仅仅是一件填饱肚子的事，还是品味美食、品味人生的过程**。我们点餐有"少点"的意识，不仅不会造成浪费，还能体现出自己对美食独特的向往、追求和品位。

当然，这需要很多人共同的努力，只有大家把这种点餐的意识和理念融入到生活中，我们才能在让自己健康的同时，影响旁人，让更多人有一个健康、有品位的饮食习惯，从而开始一段精致的、有品位的人生。

吃自助餐：饿着扶墙进，饱着扶墙出

许多人揣着"把本钱吃回来"的心理进入自助餐厅，认为不吃白不吃，吃得快，吃得多才不至于亏本。经济学上讲的这个"心理账户"经常会让我们在食物面前丧失抵抗力，殊不知以健康为代价贪嘴的人，其实做的是最大的亏本生意！

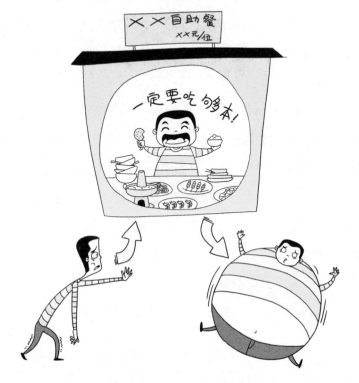

　　以前听人讲，郭德纲听说德云社的几个学员午饭吃了数百个门丁肉饼，喝了两桶粥，便开玩笑地对他们说："再有这情况，去拐弯的自助餐吃，我和那儿老板有仇……"

　　看上去是一句玩笑话，但真是一语道破了大部分吃自助餐人的心理。

　　"我和好友小王，一直垂涎于金钱豹的自助，下了几次决心，终于决定犒劳自己一次。进门之前，还相互提醒，一定要绅士，不能那么没素质，可真到了里面，先想到的就是该怎么吃，吃什么才能把餐费吃回来。于是不顾肠胃的承受能力，一股脑儿吃下去，完全不管高档菜品还是低档菜品，也不管凉的热的，最后吃撑了还不忘捎上几勺冰激凌……"

　　这是一个学生给我的留言。很多人即使吃撑了，也会在一种"吃回来"的思维定势下继续吃，有的人甚至总结出一些自助餐攻略，为自己大撮一顿做好准备。我的学生说那一次多吃之后就特别难受，也特别后悔，所以想和我交流一下"少食"的秘诀。

我们总想把花出去的钱赚回来，可真那么容易吗？

首先，我们不能保证自助餐厅提供的食物品质一定好，如果多吃，也许等价的食物吃回来了，但同时我们吃进去的"劣质"食物也成为疾病的诱因。

其次，有的人为了等待一顿"吃回来"的自助餐，可能前几天吃得很少，或者不吃，这样饥一顿饱一顿，或者暴饮暴食也是不正确的心态。高热量食物消化吸收之后，会严重扰乱人体新陈代谢与热量平衡，多余的热量转化为人体脂肪储存，人很容易变胖。

再次，**吃一次自助餐就好比是对人的肝、肾进行一次"大轰炸"**。当我们迫不及待地抱着"吃回来"的心态狼吞虎咽时，其实，最终都会给身体带来疾病。比如，有些人吃了一次自助餐后，血压猛升，一位朋友和我说，他曾亲眼看到一个人因吃自助餐而

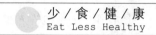
胀出胰腺炎，差点死在医院里。最经不起烫的食道那层纤薄的黏膜层，会因多次烫伤而导致食道溃疡，甚至会诱发食道癌。

最后，卖的比买的精。如果每个人都能吃回来的话，那商家又靠什么赚钱？自助餐说到底不过是用大部分"吃不回来"的人在供养少数能"吃回来"的人，"二八法则"无处不在。单纯的"把花出去的钱吃回来"的想法还是不太现实。

有一次，我和我的博士生导师——北京大学经济学院的副院长正好聊到吃自助餐的事时，他就很有感触地给我讲了一段吃自助餐的经历，还说我们真是不能有那种"捞回本""不吃亏"的想法了，不然真是对不起自己的健康。

他说自己每年带十几个学生，等这些学生写论文、做项目或者快毕业的时候总要请他们吃饭。每次带这些学生出去的时候，都发现他们的胃口特别好，有时候自己还没来得及吃，几个人稀里哗啦就吃完了。然后再点，过一会儿又吃完了。然后他就在心里盘算：一盘吃完 100 多元，又一盘 80 元，再一盘70 多元……这样消费可不行啊！后来，他就想了个办法：去请他们吃自助，68 元一位。

当他带那些学生去吃自助餐的时候，他们可高兴了。一次就拿一大堆过来，刚吃一会儿，看到新的食物上来了，赶紧又去拿，还眉飞色舞地对他说：老师呀，我们把您的钱都吃回来了，可不能让你亏了……酒足饭饱后一个个都摸着圆滚滚的肚子瘫在椅子上了。

那次，他跟我说，看着他们吃成那样我心里很不舒服呀，这可不是我原本请学生吃饭的目的，要真是吃多了有个三长两短的那就是我这个老师的责任了。

的确，调查显示，因为请客吃饭，或者吃自助餐而缺乏自制力，在餐馆就餐的摄食量明显高于在家就餐时，而自助餐又比普通餐桌的摄入量大几倍甚至几十倍。长此以往，健康水平会明显降低，各种胃肠道疾病、高血脂、脂肪肝、心脑血管病、肥胖症乃至代谢综合征等的发病率均比常人有明显上升。尤其对肝、肾、心等诸多脏器造成后患无穷的损害，严重的还会危及生命。

有人说：**"吃自助餐是对人性最大的考验。"** 因为，很多欲望在那时都被激发出来了。

　　我经常出去开会的时候，也会被安排吃"自助餐"，但一般我都是"量力而行"，因为我很清楚多食会给身体带来很多伤害，所以即使有美食的诱惑，在口欲上有所节制。

　　我常常和身边的人分享一句话，**一个人如果连自己的口食之欲都驾驭不了，又怎能掌控好自己的人生。**要有管理生命的意识，面对"自助"也不忘"少食"，因为这个最基本、最简单、最易操作的方法，不但有利于身体健康，还能提升自己管理和驾驭生命的其他能力。

酒桌应酬：少食点，利己利人

　　酒文化是中国的传统文化，宴会会议、朋友往来、亲人相处以及商务谈判都少不了酒桌文化。各种应酬让很多人难言心头之苦。事实上，文明的、利人利己的饮食习惯应该是：不劝食，不劝酒。

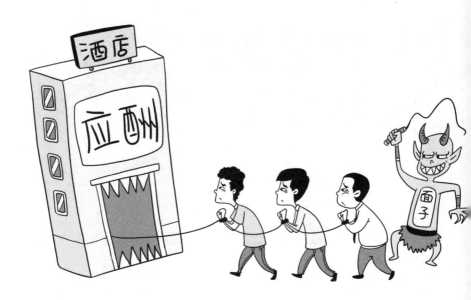

这几年一直讲辟谷，也总是给身边的人讲"少食"的好处，所以生活中总能遇到各种各样的人找我聊天，聊他们在酒桌上的无奈，聊这些年把身体喝坏的苦闷……这中间有公务员、职场白领、企业家、商务人士等等。

有人说，自己超不擅长应酬，感觉很郁闷。

有人说，做企业不容易啊！没有应酬就没有生意！

还有人说，人们只能看到我在酒桌上的谈笑风生，却不知道我心里的苦，喝酒伤身啊！

我想，这些声音代表了生活中很大一部分人的真实想法，可是人们传统的意识中又认为当面拒酒不好意思。事实上，**正确的做法是在酒桌上给身边的人慢慢引导和灌输少食和品酒的好习惯。**

再说回那次我去山东聊城讲课的经历。当时桌上有一位主任，我和他很熟悉。因为他在外面常有不得已的应酬，身体早已经喝垮了。我还记得有一次，他对我说，盛老师，我现在每天都是白天喝酒，晚上回家喝中药。

我想，生活中真有一大群这样的人，过着白天喝酒，晚上喝药的生活。**你别看他们当时在酒桌上豪情万丈，可是回家后的苦只有自己知道**。这种现象不只是在山东，全国许多个地方比比皆是。每每看到这种现象，我都觉得很痛心。今天，我也面临着这种场合，那么，我怎样才能改变当前的这种局面呢？

我就问他们："你们听没听说过，**有些人因为应酬不得不喝，或者为了面子喝，喝完当场就躺下去了，最后送医院，在送往医院的途中人没了**。"

他们说："哎呀，这样的事现在越来越多了。"

看到大家慢慢接受了喝酒的危害，随后，我又找能刺痛人内心的点——一个 50 岁的人，最幸福的是看儿女抱孙子了。我和主陪说："你现在最幸福的是抱孙子。"

他说："是啊！"看起来很高兴的样子。

我说："那你可更要爱护自己的身体呀，你有了好身体才是你们一家老小最大的福气！"

他想了想说："是啊，是啊，以后我可得注意了，出来应酬得少吃点，少喝点，我可盼着赶紧抱孙子呢！"

当然，那次吃饭，大家吃喝都比较有节制，感觉很舒服。

所以说，**很多酒桌上应酬的人，不管是劝人喝酒的，还是被人劝酒的，每个人都有自己的无奈，前者迫于场合，后者碍于面子，大家都没节制，最后把身体搞坏了**。有时候，让身边的人少吃、少喝其实也是一种关心和爱的表达，所以为了大家共同的健康，请我们在酒桌应酬上谨记："少食点，利人利己！"

Part 5
金品质生活从少食开始

改变一种问候方式：你吃好了吗

　　问候语从"你吃了吗"或"你吃饱了吗"到"你吃好了吗"，不仅仅是简简单单几个字的改变，更显示了人们对健康的重视。如果我们能够有吃好的意识，少吃点，吃慢点，"病从口入"的可能就会更少一些。

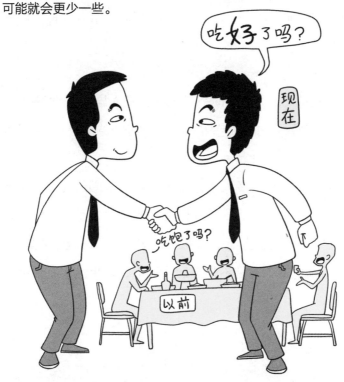

中国人有一个习惯，无论与人见面还是和人搭讪，经常喜欢说："你吃了吗？"而后才借此拉起闲话，或者进入正题。这是中国特有的沟通感情的方式，也充分验证了那句老话"民以食为天"，反映出吃饭在国人心目中的重要地位。

在我看来，"你吃了吗？"体现的是人与人之间的关心。因为在改革开放之前，老百姓基本上是吃不饱饭的，饿肚子也是常有的事。

所以现在的很多人也存在这样根深蒂固的观念。比如我和夫人去岳母家，如果那段时间比较胖，岳母就觉得她最近吃得好，也很放心，如果夫人瘦了，岳母就十分焦虑，一进门就拉着手问是不是最近吃得不好，生活上有什么不如意等等。

很多人都觉得，以前穷那是没有办法，如今日子好过了，**可不能再委屈自己啦**。于是，大家争先恐后地吃，各式各样的饭馆餐厅更是不断冒出头来以满足人们逐渐放开的肠胃。

结果怎么样？以前是不够吃，现在是吃多了，而且还是吃多不自知。无论是同事，还是亲朋好友，无论到哪儿去吃饭，请吃饭的人都是一句话"吃饱啊"，被宴请的人回答说吃饱了，他就会觉得自己招待比较周道，甚至有的还会说"吃饱了，再来点，再多吃点"，以示热情、关心。于是，在不知不觉中，许多人都吃多了。

这就是中国式的热情，但是它并不利于健康。因为时代已经变了，从以前饥馑时代到如今的饱食时代，人们已经从不够吃走到了可以随便放开吃的时代，所以我们的饮食观念也要与时俱进。如果还按以前的习惯追求大吃大喝，身体迟早会遭受疾病的困扰。要知道，有很多疾病都是吃饱了撑出来的。

而且，现在人们的生活水平有了很大提升，在饮食上也不再简单地停留在填饱肚子上了，而是更加看中食物给我们带来的情调和品质。

　　所以，我建议，**我们的问候方式是不是应该从"你吃了吗？"改变为"你吃好了吗？"**因为这是另一种深层意义上的人文关怀。它关心的重点不再是有没有饿肚子的问题，（因为这个问题已经解决），它关注的是人们的健康——少吃点，别吃出病来。

　　怎样才算吃好了呢？很多人吃得摸着肚子胀胀的、鼓鼓的，是不是吃好？不是，那是吃饱吃撑了。吃好是什么？吃好就是吃完之后我感觉很舒服，不管是味觉上还是心理上都有很好的体验。这样，我们才能真正远离疾病，拥有健康、幸福的生活。

细嚼慢咽，吃出别样人生

通常来讲，狼吞虎咽的人，肚子普遍大；细嚼慢咽的人，体型一般都保持得比较好。少食生活主张：细嚼慢咽，吃出别样人生。

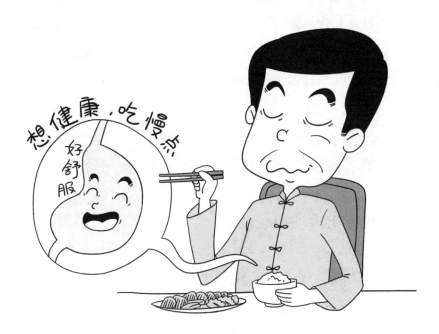

据我观察，生活中大部分胖子吃东西都特别快。为什么这样说？这是**因为吃得快，狼吞虎咽，舌头还来不及品味，食物就咽到胃里了，肚子饱的感觉就被模糊了**。肚子没有饱的感觉，人就会不停地往嘴里塞，结果就是吃着吃着胃就被撑大了。胃撑大了，自然就会吃得多，吃得多了，胃又会被撑大，如此恶性循环下去，人就越来越胖。

我有一位朋友特别爱吃红烧肉，通常是这块刚夹过来放到嘴里，那边筷子又到碗里了，吃东西就这么快。他的体型从侧面看，就像怀孕 6、7 个月似的。我当时就对他说，"你以后不仅要少吃点，还要吃慢点。"

朋友说："这是多年的老习惯了，我吃饭就是这么快。"

"吃饭总是这样像打仗似的，可真不行。一般来说，从吃饭开始，20 分钟后，大脑才会接收到吃饱的信号。所以吃饭至少要保证 20 分钟。像你这样的吃饭速度，大脑还没来得反映出信息来，就已经吃多了。"

"可我一拿起筷子来，吃饭就会情不自禁地加快，那么办？"

"最好有意识地进行自我控制。比方说，每口食物咀嚼25~30次，这样不仅有助消化，避免发胖，还能缓解紧张、焦虑的情绪；建议最好选择时间充裕的时候进餐，吃饭时可用小汤匙代替筷子，或者轮流使用勺子和筷子吃饭，即使想快也快不起来，保证每口食物都能充分咀嚼。在这个过程中，你会慢慢地注意到身体的感觉，细嚼慢咽一段时间后，身体自然不会想再多吃，饮食的量也会控制下来。"

以前看《养病庸言》时，有这样一段话："不论粥饭点心，皆宜嚼得极细咽下。"《医说》中这样提到："**食不欲急，急则损脾，法当熟嚼令细。**"而且现代科研也已经证实，细嚼慢咽是符合科学道理的至理名言。

请试着想象一下：进入胃肠的食物一个是充分咀嚼过的液体或糊状的细小颗粒，另一个是大块的未经充分咀嚼的甚至还成形的食物，哪个能更快地消化、吸收，肯定是充分咀嚼过的消化得快。

而且，咀嚼的次数越多，随之分泌的唾液也越多。唾液对人体大有裨益，古人称之为"甘露"或者"金津玉液"，可以杀菌解毒、延缓衰老、美容肌肤和防癌抗癌。吃饭时，把速度有意识地放慢，就会增加唾液的分泌，促使食物充分混合，而唾液中的有益物质会随食物进入人体，从而发挥出养生保健的功效。

细嚼慢咽，这种看似简单的行为其实是一种特别有利于身体健康和长寿的生活方式。因此，我说，**想长寿，吃慢点儿；想健康，吃慢点儿**。而且，现在这种生活方式已经在全球开展起来了：

1986 年，意大利一些媒体提出像蜗牛一样漫步式的吃饭；

1989 年，法国成立了"慢食协会"，细嚼慢咽的理念已深入千家万户；

1997 年，土耳其餐饮业也发起了一场"慢食革命"运动，鼓励人们要像"乌龟吃饭"一样；

地中海人至今晚餐时间都要花费四五个小时……

今天，我也呼吁大家，让我们从"慢餐饮"开始，有意识地放慢节奏，享受"慢生活"，这是一种全新的生活态度，一种健康的心态，更是对生命的高度尊重。

享受生活，精制需要品味

　　吃饭不仅仅是填饱肚子的事，更是一个品味美食、品味人生、享受生活的过程。我所倡导的少食，并不是说要让大家远离美食，而是说吃得精、吃得少，真正地品尝美味，享受生活。

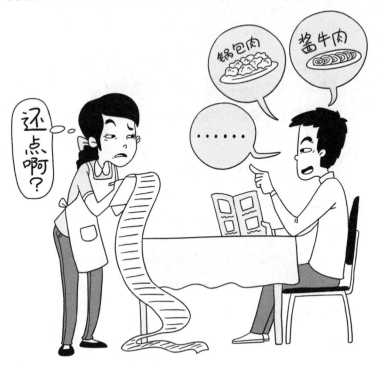

以前，大家请客吃饭，习惯上都会选择物美价廉、实惠方便的餐厅，所以，我们常听到这样的对话：

"今儿中午，我们到哪去吃饭？"

"走，去某某饭店吃，那家实惠。"

"某某饭店也不错，他们家的菜味道很好。"

"就他们家，那点儿菜还不够塞牙缝呢！"……

在很长一段时间里，大家吃饭就追求一点：量大，能填饱肚子，便宜实惠就行。

我记得以前从北京过来的两个朋友，一见面就和我说："东北人真是够豪爽，当时我们怕不够吃，点了两盘菜，谁知每盘量都很大，还没吃光一盘菜，就撑得不得了。"

我说："然后呢？"

"然后我们觉得不吃吧，浪费可惜，就又勉强吃了一些。最后当然还是没消灭，只好打包带走。以为晚上聊天聊饿了会吃，结果发现根本吃不下，因为在饭馆吃的都还没消化完呢。酒店里又没冰箱，最后还是坏了……"

后来，我就给他们建议：**为了不伤害身体，一开始就要有少食的意识，少点点儿，自己吃着舒心，也不用怕最后浪费让自己心疼。**

他说："以前只是听说东北菜和东北人一样'豪爽'，这次总算见识了。"

我又说："我提倡的少食不仅仅是量下来了就可以，还要有品味和享受的意识。就说这次东北之行，来了肯定要吃点有特色的东西，所以不能贪多，而要尽量选择一些精致的美食。所谓的精致，一是食材新鲜、食物精致；二是口味好；三是环境不错，布置优雅的餐厅，这样才能享受到真正的美食。"

所以，在往后的几天里，他们就按我的建议去吃了一些别的东西，回来就跟我反馈说，这几次感觉比第一次舒服多了，知道选择特色的馆子了，也会选择菜品了。看来，享受美食生活，要想有品位，就得会"品味"。

少 / 食 / 健 / 康
Eat Less Healthy

记得 2011 年，我去上海。办完事后，朋友送我去机场。我们就在机场内的一家餐厅吃饭。那个餐厅布置得非常高雅，放着舒缓的音乐，一进去人就会觉得舒服、愉悦。坐在那里，心就不自觉地沉静下来了。

朋友点了四道菜。虽然在潜意识中，我知道上海菜以少而精致著称，但当时还是条件反射地说了句："别点那么多了，咱俩吃四道菜足够多了。"朋友说："盛老师，你可别忘了，这可是在上海哦。"后来，菜端上来，我一看，那个菜量果真很少，一个盘子里摆着几根菜，但是看起来非常精致。那个菜与盘子的搭配就像是艺术品，别说吃了，光看起来都很赏心悦目。

说句实在话，在那样的环境中你也不可能大吃大喝，否则就与当时的环境与气氛不符了。不过，也正是因为少，所以在动筷子的时候就会有一种自我暗示：少吃点，吃慢点。你想想，盘子里的菜那么少，要是很豪爽地猛夹几下，肯定两下就没了，别人都还没动筷子呢，你就吃得差不多了，肯定是不行的啊。于是，自然而然地，大家吃饭的速度就会慢下来，细嚼慢咽，慢慢品尝。一顿饭下来，我们两个人虽然吃得量都很少，但是，

158

很舒服，身心都很满足。

　　所以说，**偶尔选择一些精致的餐厅进餐，不但可以品尝到不同的美食，还可以控制食量，非常有利于身体健康。**吃饭不只是填饱肚子的事，更是品味美食、品味人生、享受生活的过程，而精致的饮食方式还能让我们形成良好的生活品位，让我们开启有品质的人生。

吃得简单，不杂乱

简单是真。现在有很多人总觉得越复杂的东西才表示自己对吃讲究，才是吃得好，其实简简单单的东西更有利于身体健康。

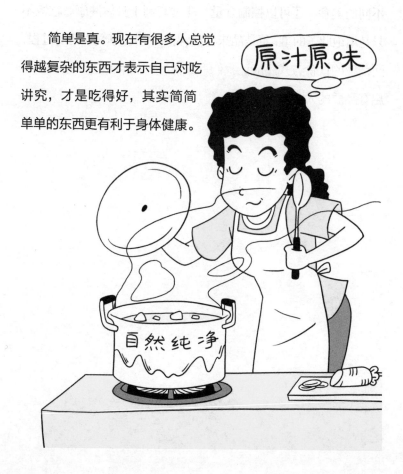

原汁原味

自然纯净

　　我的老母亲 80 多岁了，吃了一辈子素，身体特别好。2010 年，我带着我的夫人第一次回我们老家。母亲做饭的时候，夫人过去帮忙，就看到母亲在那儿卷茴香，卷完之后，就直接放在水里煮。吃饭的时候，只见母亲将茴香连汤带水地端了上来，一人一小碗，夫人瞅着那碗菜直发呆。她轻轻地拽了拽我的袖子，悄悄地说："老公，这能吃吗？妈妈好像都没放盐。"

　　我笑笑，给她夹了一筷子，让她仔细品尝一下。夫人尝了一下，觉得还行，没想象中那么糟糕，又连下了几筷子，慢慢品品后高兴地说："老公，妈妈做得这茴香真好吃，原汁原味，非常自然。在我们家，茴香都是用来做包子、饺子的，谁能想到煮煮就能这么好吃。而且，这煮茴香的汤也很好喝，味道很纯正。"

　　回到家后，夫人就兴致勃勃地把土豆、瓜、豆角等都放一起煮，也不放盐，很简单，两三样菜。吃起来味道非常好。

自此之后，来我家吃饭的人，都会发现餐桌上有一份水煮菜，因为这是我们家的必备饮食。做法就是把一棵白菜放在清水里煮，或者将茄子、土豆、胡萝卜放在一起水煮，总之，家里有什么菜都可以放在水里煮一些，作料不是很多，以清淡为主。

我们家的保姆刚来没几天就对我说："盛老师，在你们家做饭真是太省事了。我以前在别人家，每顿都得做个七大碟八大碗的，天天累得不得了，哪儿像你们家，什么鸡精啊、调料啊、酱油啊，啥都不放，也从来不用又炖又煨又褒的，太简单了。"保姆乐呵呵地又补充了一句："碗也好洗。"

有一次，家里来了两个客人，尝了尝这份水煮菜，笑着说："嫂夫人是不是没放盐啊？"我开玩笑说："你见过老虎吃盐吗？难道老虎吃肉的时候会大喊：'哥们儿，给我来点盐。'牛吃草的时候会说：'我得放点酱油！'"

玩笑归玩笑，不过我后来还是调了一些汤汁让客人蘸着吃。其实生活中，我更主张吃点原汁原味的东西。要知道，自然界的万事万物原本就是质朴的、纯粹的、不含杂质的，当我们慢慢地远离重口味，清淡饮食的时候，就可能会越来越喜欢并且习惯这种"原始"的感觉。**因为吃到嘴里的食物全是最本质的、最纯净的味道，它会激发你对食物的感觉，从而把味觉和感官也都充分调动起来，而且一旦身心没有那么多外部信息的干扰，大脑也会更清净。**

为什么去看病的时候，经常会听到一医生叮嘱我们：服药或休养期间，饮食要清淡，不能吃过于辛辣的食物，看来是不无道理的。我历来主张用最简单的方式烹饪最清淡的食物。在我看来，越简单的东西所富含的能量也越多，即使我们吃很少的量就可以满足身体本身的需要，而且产生的毒素非常少。而那些越复杂的做法只会让食物本身（大自然）赋予我们身体的能量消耗得更多。

我曾走访过100多位百岁老人，他们的饮食很简单，不杂乱，基本上是有什么吃什么，地里有青菜，摘回来炒炒就吃了，要是忙起来，炒都不炒，直接入水里煮，最多加几根面条。他们的饮食长年如此，从来不会又炒又炖又煨的，做法非常简单。

　　当然，零食、昂贵的保健品或燕窝鲍鱼等他们就更不可能吃了，但正是因为他们数十年如一日坚持简单饮食，才给自己带来了长久的健康，值得我们思考。

食不在多，而在"味"

　　少吃多滋味。少吃点，可以让你更好地品味美食，更完全、更彻底地吸收饮食中的精华。多一份用心，原来不敏感的味觉，你可以品尝出真味来；原来闻不到的气味，你也可以闻出来。尝出真味儿来，才算真正地享受了美食。

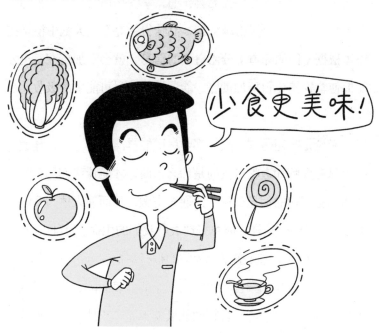

少食更美味！

饮食上最大的享受，不在于你吃了多少，而在于你能享受多少美食带给你的愉悦感觉。我们吃食物最常被调动的知觉是什么？味觉。味觉就是能够分辨味道的知觉。我们通过味觉分辨出味道，才能更好地去品尝味道，享受味道给我们带来的美好体验。而且，分辨得越精细，品味得越完全，大脑中枢指挥胃（根据不同的味道）分泌胃液的信息，就会更加精准，也才能促使食物消化得更加彻底，能量被人体尽可能多的吸收。

无论是吃还是喝，我们都要尽可能辨清它的每一种味道。因为只有大脑知道吃进去的是什么东西，才能让我们和食物之间达到更密切的信息交流、沟通与交融，从而使人体与食物的能量合二为一，这样才能更好地成就我们的生命，为自己所用。假如，我们品不出味道来，大脑的神经中枢就分辨不出我们吃的什么，那么我们跟食物之间的交流就是表面的、不透彻的、不深入的、不完全的，食物的能量就不能真正地、完全地为我们所用。

然而，现如今人们吃得过多过杂，口味过重，许多人的味觉已经丧失。比如说，有的人喜欢吃川菜，无论是麻辣豆腐、麻辣鸡丁还是麻辣火锅，吃到嘴里最后只剩下了辣的味道，食材本身的味道全都被辣味掩盖了。人们品尝不到其他滋味，时间一长，味觉就会受到损伤。甚至再吃起辣的东西也觉得没滋没味，于是，为了找回那种辣味的刺激，又会越吃越辣，越辣越吃，最后导致味觉开始丧失，于是把享受食物的美好体验也一起丧失了。

一位朋友由于工作的关系，在外面应酬的时间较多，经常下馆子，无论端什么菜上来，如果你问他这菜怎么样？他几乎从来不会评价食材本身：

比如说，嗯，这个黄瓜不错，有一股刚从田园里摘回来的清香的味道；

这个鱼不错，很新鲜，活鱼做的吧。

他的评价永远就是调料，辣或者不辣，咸或者淡。那我就想问问，我们吃东西到底是吃食物本身呢，还是吃调料呢？

再比如说大米，我们都知道，好米蒸出来的米饭有一股特有的米香味，你问他这米饭怎么样？他只会说："大米不就是大米嘛，有什么味儿，不都一个样？"其实，东北本地的大米和外地的大米还真是不一样，他这个土生土长的本地人味觉竟粗糙到这种程度，辨不出真味来。直到有一次辟谷结束后，我们又重新恢复饮食，他才仔细地品尝着刚蒸好的大米饭，由衷地说了一句："这大米确实味道不一样，真的好香！"

吃了50多年家乡的大米，今天才吃到米香味，我和他开玩笑说："这不仅是对能量的浪费，更少了人生的享受啊。吃饭并不仅仅是为了果腹，把我们的味蕾充分打开，享受食物带给你的愉悦，才是硬道理。有时候简单的饮食反映的也是一个人看待生活、看待生命的态度。"

吃少点、吃精点、吃慢点，在这个过程中，慢慢地这些好习惯就会帮助我们恢复身体各大知觉系统。长期坚持下去，我们不仅能品尝到食物的真味，更能体会到人生的真味，让自己拥有高品位的人生。

让肠胃处于空和满的平衡

　　阴阳平衡是自然界最重要的法则。无论什么，平衡都是最重要的。生命也是这样。比如肠胃，它本身是一种容器，必须空下来才有容器的意义。因为肠胃只有空下来，才符合自然规律。只有它休息好了，才能工作好。

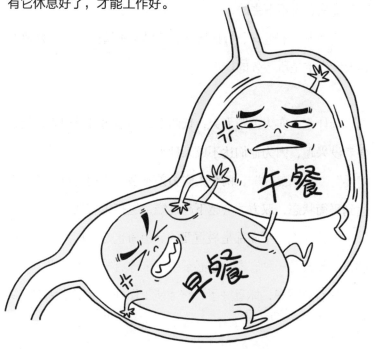

平衡是自然界最重要的法则。

举几个简单例子：

我们玩跷跷板，一个小孩跟一个大胖子一起玩，跷跷板是玩不起来、玩不下去的；

两个人打羽毛球、打乒乓球、下棋，不管做什么，只要差异太大肯定是玩不久的。

为什么？**实力差距太大，玩两下，不是弱者没信心，就是强者没兴趣，因为他们达不成某种平衡。**人们总喜欢讲"棋逢对手""将遇良才"，**两个人实力差不多，势均力敌，基本上达到平衡状态，双方才会越下越过瘾，越打越有劲。**

无论什么，平衡都是最重要的。生命也是这样。就比如说肠胃，肠胃是一种容器，它必须空下来才有容器的意义。因为肠胃只有空下来，休息好了，它才能工作好，才能达到空与满的平衡。

　　还有我们饮水的杯子，我们喝完水后再往杯子里倒水，然后，喝完再倒，喝完再倒，这就是杯子存在的意义。因为它达到了空与满的平衡。如果它总是空着或者满着那就只能成为摆设了。

　　老子曾在《道德经》上讲："凿户牖以为室，当其无，有室之用。故有之以为利，无之以为用。"说得也是这个道理。它的意思就是说，造房屋，墙上必须留出空洞装门窗，人才能出入，空气才能流通，房屋才能有居住的作用。所以，**"有"使万物产生效果，"无"使"有"发挥作用。**

　　这就好像我们的电脑，电脑是实心的，要给它装上各种程序——无形的东西，才能使用；手机是实心的，也要设置各种程序——无形的东西，手机才能正常运作。可是，无论电脑还是手机，装载的程序太多，它就会出现各种问题，甚至程序瘫痪。这也就是说，空与满不能达到平衡，必定会失衡。

　　人体有五脏六腑，其中五脏（肝、心、脾、肺、肾）是实心的有机构的器官，要装什么？要装无形的东西——精、神、魂、魄、义等；六腑（胆、胃、大肠、小肠、膀胱、三焦）为空心的器官，要装有形的东西。六腑既然是空的，那就意味着只有达到空与满的平衡，才能保证生命的健康状态。

可是，现在却出现了一个问题：当今人们已经习惯于一日三餐，习惯饱食，他们吃得太多，以至于六腑空不下来，始终是装得满满的。**要知道，六腑没有机会空了，时间久了，孤阴不生独阳不长，就会出现问题，功能会受到影响，身体就会受到损伤和损害。**

就如肠胃。肠胃本来就是空的，拿来装东西的，但是因为人们吃得太多了，早餐还没有消化完，午餐就来了，午餐还没消化完，晚餐的时间就又到了，肠胃始终被填得满满的，没有空下来的时间，空与满就不能达到平衡，它只能将吃进来的东西往其他的地方输送，那么很多多余的毒素就会往五脏六腑上输送。时间久了，也会给五脏六腑造成负担，因而产生疾病。

我倡导辟谷，是因为辟谷完全可以让肠胃达到空与满的平衡。**辟谷最根本的好处就是可以把我们本来就应该空的肠胃，让它有机会清空了，清空了再装满，装满以后再清空，再装满，**

再清空，再装满……只有这样才能达成空与满的平衡，只要这样就能达到空与满的平衡。达到空与满的平衡，肠胃基本上就是健康的。

但是，毕竟我们生活在现实社会中，让每一个普通老百姓都去 3 天辟谷、7 天辟谷，甚至 21 天辟谷、49 天辟谷是非常不现实的。怎么办？少食多少呢？关键还是要看能不能让本来就应该空下来的肠胃有机会重新空得下来。如此，肠胃空与满达到了平衡，才会减少疾病的发生。当一个人没有了疾病的拖累，不再遭受疾病的痛苦，那离金品质的人生也就更近了一步。

品质生活，"自然"知道答案

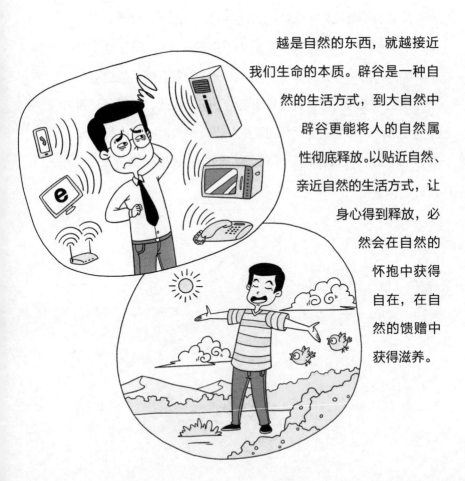

越是自然的东西，就越接近我们生命的本质。辟谷是一种自然的生活方式，到大自然中辟谷更能将人的自然属性彻底释放。以贴近自然、亲近自然的生活方式，让身心得到释放，必然会在自然的怀抱中获得自在，在自然的馈赠中获得滋养。

许多人曾经问我："盛老师，您说要过一种有品质的生活，可是我觉得我现在的生活就很有品质啊！吃美食，穿名牌，有房有车，不愁吃不愁穿的，难道这还不行吗？"

我笑了笑说："你说的品质生活只是一种外在的体现，吃美食、穿品牌，只代表你的生活水平是不错的，并不代表身心都是健康的。而我所讲的**金品质生活，不是说要大家吃得多好，穿得多好，也不是说越有钱越好，而是要提倡一种贴近自然、亲近自然的生活方式，使身心保持健康。要知道，越是自然的东西，就越是接近我们生命的本质。**

"比如说我们一天 24 个小时，全都生活或者工作都在一个'格子间'里面，缺乏运动，每天遭受各种辐射的'毒害'，工作压力大，心理焦虑，我们也没有时间去亲近自然、感受自然，严格来讲，其实这是一种不健康的生活方式。

"人原本就是大自然的一部分，但因为人在社会上生存，又有社会性的一面，所以和自然慢慢脱离，让自己经常处于紧绷的生活和工作环境中，长此以往，就会影响健康。想一想，当一个人的身体出现问题，心灵又得不到自在时，如何过金品质的生活呢？"

"可是，我们总不能不工作啊？"

"是的，工作是我们生存的保证，也是一个人能力的证明。我们没法放弃它，也不愿意放弃它。在这种情况下，我们如何保证健康的生命状态？那就是**尽力寻找最符合自然的生活方式，正常作息、经常健身或更新知识，广交朋友，培养自己多方面的兴趣，做有益于身心健康的事**。当然，饮食方面就是尽量做到少食，偶尔可以辟辟谷；或者在工作之余，到大自然中走一走，吹吹风，让身心在自然中得到放松与滋养。"

"盛老师，你说得很对。"另一位学员说，"不瞒您说，我每个星期都要有 5 天的时间工作在办公室里，面积也就只有 30 几平方米大，却有十来个人在里面工作。人员相对密集，往来不断的电话、邮件，领导的指示，同事的督促、客户的来访……感觉每天脑袋嗡嗡的。再加上工作紧张，生活步调匆忙，我的耐性变得越来越差，脾气也越来越不好，时常还会头疼。

　　"后来在连续一个月的高负荷工作之后，我病倒了。当时，我的状态非常差，医生却只说了两个字：休息。

　　"所幸，在和大家一起辟谷的体验当中，我的心慢慢静了下来。我觉得，辟谷是一个奇妙的过程。它仿佛打开了身心与自然的交流之门，在身心放空的状态下，我感觉自己像一个婴儿徜徉在母体中，享受自然界中能量的包围，真是身心愉悦啊。

　　"因为跟随盛老师在世界五大长寿之乡巴马进行了 7 天 7 夜的辟谷养生修养营，感受良多。

　　"辟谷之余，走在巴马的林间小路，花儿们绽开笑脸，竞相开放；鸟儿唱着清脆悦耳的歌；就连风声都清晰可闻，又高又密的树木把你紧围其中，深吸一口气，闻一下自然的味道，那种美妙的感觉充斥全身，仿佛一切都活了……"

　　不愧是搞写作的，把这种辟谷的感受描述的活灵活现的，我很明白她的心情。**辟谷是一种自然的生活方式，到大自然中辟谷更能将人的自然属性彻底解放。以贴近自然、亲近自然的生活方式，让身心得到释放，必然会在自然的怀抱中获得自在，在自然的馈赠中获得滋养。**

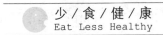

有一位英国母亲，患了癌症。经检查后，医生告知她还有18个月的寿命。尽管这个消息是残酷的，但她并没有因此而一味消沉下去，为了能让自己离开人世后，给家人留下美好的生活回忆，她决定和家人一起出去旅游，和大自然来个亲密的接触。

旅行回来后，陆续做过体检，后来医生却告诉她一个惊人的消息，癌症已经好转。这位母亲回忆当时的情况说："我难以相信自己是如此幸运，医生也觉得不可思议。有意思的是，除了治疗阶段，**我从不觉得自己有病。**"

是这位母亲比较幸运吗？当然不是，是她无意之中亲近自然的生活方式，启用了大自然的能量场。遗憾的是，我们中的大多数人，心中装满了事业、家庭、财富，对大自然赐予的一切熟视无睹，很少能意识到自然中最美好的存在。早在我国古代，很多养生实践者就已经强调过，阳光、空气、水和运动是生命和健康的源泉，只是现代文明在给我们带来诸多便利的时候，也让我们和自然环境离得越来越远了。

人类要获得幸福和快乐，过一种金品质的生活，首先要回归自然，要学会享受大自然给予的一切：新鲜的空气、纯净的蓝天、迷蒙的烟雨、柔和的月光、连绵的青山、潺潺的流水……很多企业家、明星、学者、商人都已走在前面，他们经常选择和大自然融为一体，参加户外运动或者选择辟谷。

世界卫生组织前总干事中岛宏博士严肃地警醒公众——大约在 2015 年，发达国家和不发达国家人们的死亡原因大致相同，生活方式疾病将成为人类头号杀手。这意味着更多的疾病将源于人们生活本身，如不良饮食习惯、精神紧张、运动不足、吸烟等不健康的生活方式。

所以，我们要尽可能让自己融于广阔的天地中，让疲惫的心灵获得安静，让劳顿的身心获得休息。身心自在，无病无忧，这才是我所说的金品质生活。

找点时间辟辟谷

作为自然界生命体，人类极具灵性，本身蕴涵着无尽的潜能，但因为在后天外在因素的"干扰"下，人们又经常迷惑着、压抑着，丧失了宝贵的自然天性。如今，已有许多人开始关注起辟谷这种自然疗法，辟谷已然成为一种现代的生活风尚。

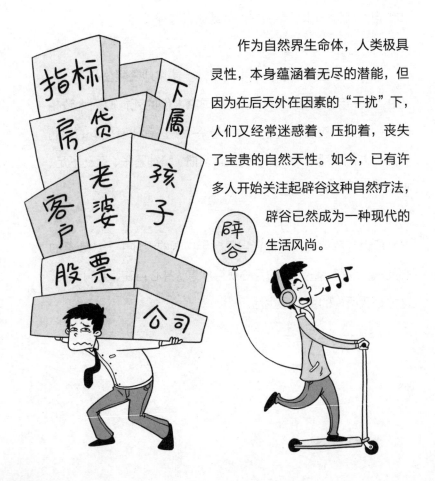

用最自然的方式帮助身心获得健康，辟谷已经受到了许多人的追捧。

选择辟谷的人大都是上班族，他们一般从周五早上开始辟谷，并正常进行工作和生活。到了周六，还会约上几个好朋友，一边进行娱乐活动，一边辟谷，到了周日或下周一再重新进食，以达到清肠胃和排毒的效果。

在国内外，有一群周末辟谷族，他们选择在休息时间辟谷一天或两天，除了水果或蔬果汁之外，其余什么都不吃。通过这样的辟谷，许多人不但心情愉悦，而且身体也很好。

辟谷不仅仅在一些普通的都市白领中流行，在明星当中也曾掀起一股风潮。某著名导演曾经在一次回答记者时说自己曾经拜了一个师父，专门上山辟谷，20 天瘦了 19 斤，感觉很好；

某著名女星也说自己每周会有一天只以蔬菜、水果为主，来促进身体全面排毒，皮肤更加细腻，更有光泽。

这几年，我发现身边的一些企业家也加入了辟谷的行列。他们会在忙完一个周期之后，主动安排一次辟谷，他们知道事业重要，更明白身体才是最昂贵的宝贝，所以一定要好好善待它。

要知道，现在生活中因不注意身体健康的大企业家去世的消息比比皆是。

近年来，上市公司、知名企业的高管频频出现早逝案例，据《每日经济新闻》记者统计，单从 2010 年 1 月到 2011 年 7 月的 19 个月时间里，就出现了 19 名总经理、董事长级别的高管离世，其中有 12 人死于疾病。

2004 年，均瑶牛奶公司的董事长王均瑶 38 岁的时候拥有了 35 亿的资产，却因病英年早逝。

2012 年乔布斯的去世让越来越多的企业家懂得了健康管理的重要性。

而李开复也在 2013 年 9 月份发布微博"世事无常，生命有限，原来，在癌症面前，人人平等"引发众人热议。

近几年内，企业家出现大量猝死、癌症、颈肩腰腿痛、肥胖、胃肠道问题或早逝现象，其中因为心脑血管疾病猝死的平均年龄在 48.2 岁，在中国人平均寿命 70 多岁的今天，企业家 40 多岁离世无疑是悲剧。

人的健康和寿命由谁决定，关键在于自己。尽管有遗传因素、社会因素、医疗因素、气候环境因素，但是主要的是我们自己。在我看来，致病的原因除了心理、过劳等，还有一个很重要的原因是管不住嘴。

繁忙的工作中，如果能将目光关注在自身健康上，每过一段时间辟谷一次，就能让身心得到很好的调理。我带的辟谷班中，有很大一部分学员就是企业家。在辟谷的几天中，他们非常放松，将自己的思绪完全从工作中抛开，甚至有的主动关机或不再上网，他们非常珍惜这样闲适的时间。辟谷之后，还有的人会经常给我打电话，"盛老师，这个月您到哪讲课去呀？带上我吧。"所以，我无论到哪儿去讲课，都会看到一些老学员，他们又结伴而来了。

每次辟谷之后，这些学员都会自发地建立起一个微信群，大家互相监督。没事的时候，就约在一起辟辟谷。假如有的人长时间不到，其余学员就会实行集体"高压政策"。

有一位学员说："盛老师，我这次是被他们硬拽着来的，公司里那么多忙不完的事，你说我哪儿有时间。"

结果就听她的那些老朋友们说："你都多长时间不辟谷啦？挣钱重要还是身体重要？你得学会放权，如果你离开公司，公司不能运转，只是因为你太亲力亲为啦！身为老总抓大局就行，哪能事事都盯着……"

这位学员又说："好嘛，他们机票都给我买了，您说我能不来吗？其实每次我来之前还感觉有很多事放不下，还特纠结，但一来了就觉得心情特好，因为身心清净了，脑袋也更清楚了，反而把以前想不明白的很多事想通了。现在想想也是，钱什么时候能挣到头啊！我也得学着点放权。今天来了，肯定是要好好辟辟谷的……"

现如今，在我和学员们的感召下，越来越多的人加入到了辟谷的行列中来。他们中有很多人是**一人辟谷，全家辟谷；一人少食，全家少食**。他们在用自己的行动坚持着、改变着，经过一段时间的努力，生命状态都得到了极大的改善。

当然，我在带别人一起辟谷的同时，也不会忽略家人的健康。2012 年 5 月份，为了让 80 多岁的老妈妈身体更好，我带她去了一趟广西巴马辟谷。冬至的时候，季节交替，正是养生的好时机，我们全家大动员，老的、少的都跟着我去黑龙江一个美丽的滑雪场帽儿山辟谷 7 天，他们和学员们一起，不分彼此，也尽量不吃东西，效果非常好，每个人都感觉身体很舒服，并且精神很好。

如今，社会竞争越来越激烈，人们的身心处在高压之中，各种负面能量得不到释放，患有亚疾病和各种慢性疾病的人也越来越多。所以，我提议大家不妨**找个时间辟辟谷，主动发掘自己生命内在潜能，并通过辟谷的这种方式，来控制我们饮食的量，让自己回归自然，回归简单，享受大自然最好的恩赐。**

少食生活，让家庭更和谐

　　贵族不是一代人的事。少食不仅带给你身心的健康，还会如蝴蝶效应一般，起到更大的作用：我们在时间上有更多保障，和家人相处，做更多有意思且有意义的事，从而带动整个家庭甚至家族走向健康、幸福的生活。

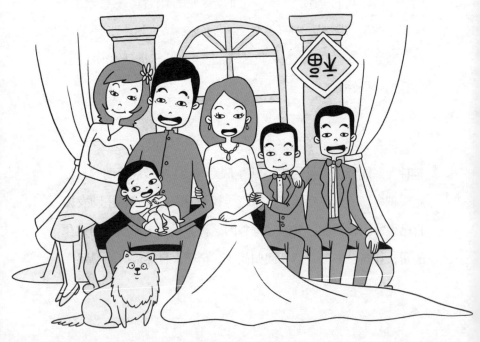

由于工作的关系，我和夫人很多时候是不吃午餐的。不吃午餐，一是因为中午的时候大多是在公司，繁忙的工作后想让自己的身心得到更好的休息，所以不想把吃饭搞得太复杂；二是因为孩子们上学时，中午我们不能和他们一起吃饭，所以就想用一个充裕的晚餐时间和他们有更多的沟通。

通常，午餐等活动时间，我和夫人会选择打打坐或者进行一下睡眠养生，当然，偶尔也会吃点水果，这样会感觉身体充满能量。夫人怀孕的时候也是如此，我也倒没觉得她的身体有什么异样。

至于孩子们的吃饭，我给予了他们充分的自由，**饿了就吃，不饿就不吃**。我们既不会刻意要求他们少食一餐，也不会以他们长身体为理由进行"填食"。

平常，孩子们的活动量很大，他们打球、跑步，一天的消耗可能比我们上班的人都多，如果非得让他们少吃点，他们肯定会饿，不过，他们活动量小的时候，吃得可能就少些。我一直强调的"少食"是在自己原来饭量的基础上再减掉 1/3，这些都是依据每个人的身体状况而来的，没有一个硬性规定，因为每个人的身体素质和实际情况都不尽相同。

节假日的时候，时间上比较宽松，我要求他们都做好各自的计划，6 点钟起来读书是必需的。之后打跆拳道、下围棋或者打台球等等，他们都会做好自己的安排。回来后，孩子们如果一进门就说爸爸妈妈我困了，想休息。好，那你就上楼休息，我们都不多过问，或者强制他们非得吃饭。

孩子是最真实的，他饿了就是饿了，不饿就是不饿，我只要充分尊重他们的意愿就行了。要硬逼着他"撑"下去，他情绪肯定是对抗的，整个身心都会抵抗，那么他吃下去的食物也是一种伤害。

生活中有许多家庭因为吃饭等鸡毛蒜皮的问题出现各种矛盾，但在我们家从不会出现这样的情况。我们给孩子们充分的尊重，他们快乐，我们也省心。所以整个家庭氛围都很自然、很平等、很和谐！当然，我也每天能感受到这种无时不在的幸福和喜悦，和夫人一起经营自己事业的时候也有无穷的动力。不得不说，少食真是起了很大的作用。

　　我曾经算过这样一笔账：

　　以人的平均寿命 70 岁为例，按每个人一日吃三餐来算，人的一生花费在做饭上的时间是 560 天，一生中要在饭桌上度过 6 年。而且，花了太多的时间在吃上，对于生命的管理就不会细化。假如我们少食一餐，每顿再减少 1/3，那么，人的一生花费在做饭上的时间应该少于 372 天，一生中在饭桌上度过的时间会少于 4 年。也就是说，**我们少食一餐或少食一点做饭时间至少可以节约 186 天，花费在吃饭上的时间至少可以节约 2 年。**

　　这么多的时间，我们如果运用在生命管理上，那生命的品质必定会有很大的提升。如果运用在家庭里，必定会促进家庭的和谐。就像我们家，就我自身来说，多余的时间我会用来看看书或者打打坐，反省一下人生，思考一下生命。或者，我会和孩子进行互动，沟通感情。比如，孩子们在学围棋，他们一回来我就和他们下棋；想练桌球，我就陪他们一起玩；此外，周末的时候，我还会用更多时间陪孩子看电影、读书或者参加户外活动等。而且我们夫妻之间也有了更多的时间沟通交流……我为什么能做这么多事，因为我有时间。

所以说，**少食不是一个人的事，而是整个家庭的事；少食也不是一代人的事，而是整个家族的事**。每个人、每个家庭都坚持良好的饮食习惯，那我们离金品质生活和金品质人生就不远了！

Part 6
"少食生活"能更好地驾驭生命

修养心境，控制过多欲望

少食，在控制口欲的同时，也使人们的心态恬淡安详，欲望减少。对食物不贪不求，也就不会因外物的获得或丧失而患得患失，因而时时感到安乐，心境安定，没有忧惧，心满意足。

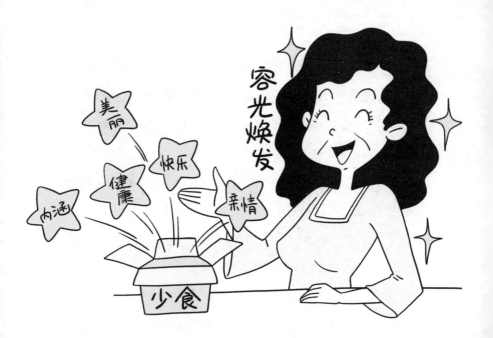

　　欧阳小星，生在湖北，长在东北，性格十分豪爽，喝酒的气势也不小。

　　之前，他听过我的一次讲课，几天后给我发了封邮件，信中写道：

　　生活中，许多人说我是"巾帼不让须眉"的爷们儿。其实，我觉得这没什么，我不就是好强点儿，不服输嘛。我只不过是认为男人能做的事女人也能做到罢了。在生意场上的磨练中，我的欲望越来越强烈，公司大了还想再大，有钱了还想再有钱，我对权力和金钱有着超强的欲望。我常常在想：别人能做到，我为什么做不到；别人能当官，我为什么不行；别人的公司能上市，我的公司为什么就不能？虽然我是个女人，但是我依然相信，我能做到许多男人都做不到的事。

　　可是，家人都不理解我，老公说我没女人味；孩子又抱怨说我不关心他们，只顾着赚钱；朋友们也总说，你一个女人家，那么辛苦干什么？可是，我觉得我停不下脚步，我这个人性格特别要强，做事情，要么不做，要么就做到最好。再说，我这么拼命还不是为了那个家？怎么大家都不领情呢？

年轻时，我曾经是一名妇科医生，单位里提干的时候提了别人，我立刻就辞职不干了。说句实在话，我又不比他差，凭啥提升他不提升我？辞职后，我就开了这家公司。做了这么多年，我就没有认输过。

您上课时讲的那些健康啊，少食啊，刚开始我其实不太认可。毕竟我都当了 10 年妇科医生了，我喜欢用理性的思维去判断问题，什么道理都得给我整套理论和逻辑才行。我就不相信：那人老了，细胞都死了，光少食就能变年轻？说实话，听您说少食能减肥我信，能健康，能美容，能让人整个精神状态变好，我还真是不太相信，不过，您讲的某些话，倒是也对我触动比较大，另外还有您讲的那些易经、佛家禅理我也听进去了，因为对我的事业都有帮助，无论如何还是得谢谢您。

读到这里，我想到了生活中的许多女人，她们都有着不亚于男人的欲望，在生意场、权力场上和男人竞技追逐，但是很少有时间真正地去关注自己的健康和关心身边的家人。无疑，

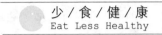

欧阳小星就是她们中的一员。后来，我给她回了封邮件。我大概也说了，少食健康是个漫长的过程，她可以试着慢慢体会再下结论。

　　大约半年多以后，我们几个朋友聚会，欧阳小星正好也在场，她还是那么大大咧咧，一见面就和我说："盛老师，您知道吗？上次被朋友拉着去听您的课，我当时就是想，少食，不就是少吃一点么，不就是减肥么？还要来上课吗？到这儿听课来，多耽误事啊，还不如回家吃点减肥药呢？我这人性子急，听一会儿就想站起来走。可是看看旁边的朋友听得挺认真的，有点不好意思，后来只好按下性子听。"

　　我问："那除了你上次在信里说的触动你的那些以外，还有些什么收获？"

　　她回答道："您说，'如果一个人连口欲都控制不了，又如何控制自己的人生呢？'这一晃有大半年过去了，自己特别累的时候偶尔也会想想，如果一个人身体不健康了，拥有再多的名利又有什么意义呢？如果家庭不和谐了，事业做得再大又有什么意义？

　　"您给我回信后，我没事的时候猛地回味一下您说的话，有的还是挺有道理的，后来我也试着去少食，我当时的想法就是：就当减肥了呗。于是，我每天少食一餐，又在原来的饭量上减了 1/3。半年下来，我瘦了十多斤。盛老师，我今年都 49 岁了，但是现在人们见了我都说，看上去连 40 都不到，皮肤比以前红润，身材也苗条了，一下子年轻这么多，嘿，把我乐的啊。

"不过，我觉得，这并不是我最大的收获。'少食'生活给我的福利就是心态变平和了，脾气也不像以前那么急了，老公都说我'原来跟爷们儿似的，现在真女人了。'**今天的我已不再把自己简单地当做赚钱的机器，而是从全方位、广角度、多层次地提升自己**，身边的人也说我变得更有内涵了。对孩子、对老人、对父母、对员工，我有了更多的耐心，我发现生活中除了赚钱还有更多有意义的事。我想，对于我来说，少食并不仅仅是简单地少吃一点，更是一场生命的修炼。"

欧阳小星之所以能够控制住自己的欲望，我想和她坚持少食有很大的关系。因为**少食让我们在控制食欲的同时不自觉地学会掌控各种情绪和欲望，让心性淡定从容，松静修养**。而且，少食也会让我们在潜意识中懂得克制，使意志行为始终处于一种积极的状态，帮助我们修养心境，在这个过程中，我们心灵更容易直指本心，达到一种通透的境界。这也就是为什么那些常年辟谷的人，总感觉带着一丝"仙气"呢？因为他的欲望少了，内心豁达了、通透了。少食减少欲望，修养心境也是这个道理。

时光倒流，让生命回归年轻态

　　不需要昂贵的化妆品，也不需要各种名贵的保健品，只是每天坚持少食，就能让您时光倒流，Hold 住年轻态。这种不花钱还省钱的方式眼下正被越来越多的人应用和推崇！

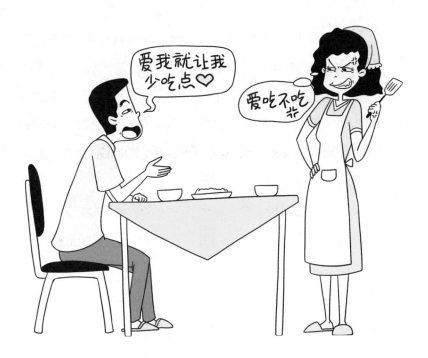

如今，社会上有这么一群人：他们前 40 年玩命挣钱，后 40 年玩命买健康。大家都在拼事业，今天我赚了多少钱，明天我将要赚多少钱，却常常忽略了自己的健康。

人，不经历生病的痛苦，可能就难以体会到健康和生命的重要性。高血压、糖尿病、心脏不好……忙碌的现代人全身上下都是毛病。也许不少人已经深知其中利害，已经开始锻炼身体，吃营养品、保健品，或者关注养身了，但结果往往是**钱没少花，健康却不一定能回的来，而且身心还可能忍受原本不必要的伤害。**

赵庆丰就是这样一个人。年轻时候的很少把关注点放在自己的健康上，整天想的就是如何赚更多的钱，所以经常和人们在外面胡吃海喝。他经常说的话就是：身体是自个儿的，怎么还不是个活，哪管那么多。再说了，咱一个生在农村，初中都没毕业的孩子，又没权没势，要是不拼一把，不和人搞好关系，哪来的业务，哪有机会让自己过上好日子?

赵庆丰的这种心态代表了很多人。但**钱是永远挣不完的，而身体是有保质期的。**生过病的人都有这种感受：生病是一件非常消耗人、折磨人的事。在我看来，生病不仅是自己的事，也是一个家庭的事。**我们原本有一个好好的身体，却无端地去糟蹋，这是对自己，也是对爱你的人最大的不负责任。**

有一次聊天时，他还和我说："盛老师，我觉得你讲的少食健康对是对，可是，现在在社会上做事情，交际是很重要的。常言道，吃好喝好，一切都好。就像我这做生意的，陪客户、供应商、领导等喝酒吃饭是少不了的，做了这么多年生意，赶了多少场饭局，数都数不清。

"再说了，谁能把这当回事，不就是吃点饭，喝点小酒吗?而且去饭店吃饭，身为主人，要是劝人少吃点、少喝点，不就让人误以为你没诚意吗?作为客人，你要吃得少、喝得少，不就是不给人面子么?所以，每次大家都喝个酒气朝天，或者吃的肚饱腰圆。"

"你所说的是这个社会现实，很多人都这样。但是，实际上你们的身体怎么样呢?大家都愿意这么应酬吗?"我问他。

他顿了顿，低下了头："唉，可我年龄也不算大吧，49 岁，正当年呢。但是，没有想到，后来一检查我生病了——心脏要做搭桥手术。您说，这手术一做，人不就玩完啦？我以前常说，只要人还没死就有资本继续得瑟，可真正生病了，才知道，没有什么比健康更重要的了。"

我说："**你之所以认为一些习惯不能改变，是因为你还没有意识到饮食习惯对健康的重要性。**要知道，人的胃、肠等所有器官的工作是遵循一定规律的，其承受能力也是有一定限度的。**如果违反了工作规律或超过了本身的承受能力，功能就会受到影响，也会导致疾病。**比如，摄入食物过多，胃、肠等消化组织消化食物耗费了大量的气血，人体其他组织因为气血供应不足而生病，例如心脑血管类疾病。您想想，是不是这么回事？"

"嗯，好像确实如此。"赵庆丰点了点头。

"你这次辟谷感觉怎么样？"我接着问。

"盛老师，说起这事可就怪了。您不知道，我这次去上课把所有药都带来了，却忘记带每天都用的刮胡刀等洗漱用品，您说我对药物的心理依赖多强啊。但是，这几天辟谷，我没怎么吃药，也没有吃一顿饭，身体倒是没感觉难受。"

"**对。辟谷能消耗体内过多的脂肪并且排除体内的毒素，身**

体会变得轻盈。你之所以没有感觉到不舒服，我想和辟谷有关。回去之后，我建议你继续坚持少食，每天少食一餐，每顿饭要在原来的基础上少吃1/3，这样长期坚持下来，就会有不错的效果。"

他听完后，也很认真地跟我说："一定坚持。"

再次见到赵庆丰是3个月之后，当时，看他整个人的体重都下来了，原先的大肚子没了，整个人看上去精神了很多，而且年轻了不少。

"盛老师，我这次来是感谢你来的。"赵庆丰提了一篮子鸡蛋，笑盈盈地走了进来，"这是我在农村里一家一家收的家养的土鸡蛋，绝对是有机产品，您收下，给孩子们补补身体。"还没等我接话茬，就见他激动地说："您不知道，自从我上次辟谷回家后，我对家里所有人说，我以后晚上不吃饭，而且早餐、中餐要减量，他们没有一个人支持我。急得我都给老婆发火了，**'如果你爱我，就请给我少吃点。'** 媳妇没辙，不吃就不吃呗，那能咋的！这几个月我每天都是一天两顿饭，早上起来就喝一碗粥，中午吃得也比以前少了，晚饭当然就不吃了。

"后来，家人慢慢地开始适应和接受我的饮食习惯了。您不知道，我们现在是全家总动员，老婆、孩子全都跟着我'少食'。

我老婆现在都跟我急眼了，她说，老公现在成了一个 30 多岁的大小伙，自己却变成了一个糟老太太，还问我把自己捯饬的这么年轻想干嘛！过两天又看我精神头又上去了，又瞪着眼睛问我干嘛！嘿嘿，着急了。我能干嘛，还不是为了自己身心健康吗？我还想动员家里人都坚持少食呢。这不，现在大家也跟我一样每天坚持'少食'呢！老婆说，她也要'时光倒流'。"

我笑笑对他说："**少食或者辟谷，之所以能够让人的皮肤变好，是因为，它可以融解人体多余的脂肪及病变废物，让人体内的血液得到净化，让血管变得畅通，血流速度加快，从而使毒素有了排出的通路。**而且，因为吃得少了，摄入毒素的机会也就少了，而排出毒素的机会多了，时间一长，皮肤红润、细腻，看上去自然年轻许多。"

少食会减轻肠胃的压力、心脏的负担，还能让功能受损的器官恢复到正常状态，成年人因为吃多致病的不在少数，而 30 岁左右的年轻人有老年病现象的也比比皆是，让人忧虑，也让人痛心。仔细分析，这些人得病的重要原因之一就是吃多了，要改变这一现状，那就是少食。来，让我们一起享受时光倒流之旅。

不只是养生，更是求生和重生

　　饱食多病扰，少食保健康。不合理的饮食习惯常常会把人带入无端的疾病困扰中，而少食将会带领大家走出当前的困境，让生命重新焕发出和谐的正能量。

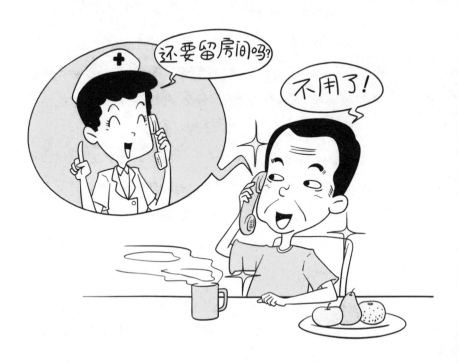

第一次遇见安晓平，是在黑龙江亚布力的一堂课上。当时的他看上去大概有 70 多岁了，虽然那时候他才刚刚 51 岁。后来慢慢和他熟悉了，我才知道他当时身体状况极差。每年他都要住在医院调理一段时间，那里的医生和护士几乎都认识他。

他说，有一年，由于工作时间忙，自己扛着没怎么去医院，医生甚至打电话问他："你怎么还不来，我这儿都给你留着房间呢？"安晓平说这话的时候无奈地笑了起来，他说自己就是医院里的"老病号"和"财神爷"。

"我这一病都好几年了，无论做什么，无论去哪里，我都有一个习惯，夹着一个皮包，包里鼓鼓囊囊的，有不太熟悉的人见了就会说：'你瞧那包装得满当当的，那得多少钱啊？'其实，哪里是什么钱，那里面是满满一兜子的药。没有办法，咱离不开它，每次都是大把大把地往嘴里塞药，那可真是把自己当成药罐子了。有时候，我也很生气，真想把这个包给扔掉。天天拿药当饭吃，活着还有什么意思？还是死了好啊，一了百了，但有时候想想这一大家子的人，再想想自己的事业和底下那么多人，我有责任啊，所以，只好就又这样'挣扎'地活着。"

安晓平在讲述自己的故事中所流露出的痛苦、无奈却又坚韧的神情深深地触动了我。

我对他说："你知道吗？有许多病是吃饱'撑'起来的。你这病吧，虽然有很多原因，但我要从你自己身上找原因的话，**一方面是给累的，再一个就是你吃多了**。你瞧瞧你的肚子多大？别以为能吃是福，肚子大福气大，那是一种错误的观念。你说自己以前上厕所都蹲不下去，气都喘不上来，还不都是因为肚子大的原因。"

我当时就想，一个人吃了那么多东西，需要多长时间才能**消化和排出多余的毒素，但连上厕所都那么困难，那得是多大的痛苦！** 吃得多了，身体原本不需要那么大的量，吸收不了，就会转化为脂肪储存起来，脂肪越积越多，慢慢地就会形成毒素，通过血液等渗透到五脏六腑中，体内各个器官承受的压力会越来越大，一旦哪个器官承受不了，就会发生病变，而五脏六腑之间又是紧密关联的，某个脏器的病变还会连带着让别的

器官产生疾病。因此，我向他建议："你可以试着少吃点看看效果。"

后来，他给我来过几次电话，给我汇报近期的饮食和健康状况。有一次，我印象特别深刻，他说在这半年时间里，日日坚持少食一餐，顿顿坚持少吃一点儿，瘦了整整28斤。28斤，那是什么概念？去买过肉的人都知道，那得有多大一块。这28斤肉一减下去，之前一直让他讨厌的大肚子基本就没了，整个人也显得很精神，浑身上下很轻松。他还说，瘦下去之后立刻买了8条裤子，以前的都没法穿了……

安晓平还说："我想，没有人能理解我这种心情，多年的药罐子终于可以被我甩掉啦！减掉这身肥肉，浑身轻松，心情愉悦，精神状态也特别好。出门见朋友，谁见了谁说我现在是越活越年轻。大家对比了一下我前后半年的照片，都说我至少年轻了10岁。"

打完电话，他马上又给我发来一条短信："盛老师，您知道吗？对于我来说，少食，不仅仅是养生，更是求生和重生。"

听到这些话，看到这些文字，我很高兴。我相信，随着这样慢慢的调理，他的身体会调整到一个很好的状态。少食一餐或者每餐再减掉 1/3，这个简单易行的方法就能让更多的人把健康、把生命掌握在自己手中。所以，**平时还是不要做"吃饱了撑的，没病找病"的事，因为这是既花钱又易生病，最得不偿失的事。**

寿命从嘴里省出来，轻松走过 123 岁

六十花甲，七十古来稀，八十耄耋，那是旧时代。如今，七十已经与"稀"无关！有道是"八十不称老，九十尚年少。人生满百岁，正是风光好。""每个人的生命都可以走过 123 岁"，这不再是天方夜谭，寿命是从嘴里省出来的。

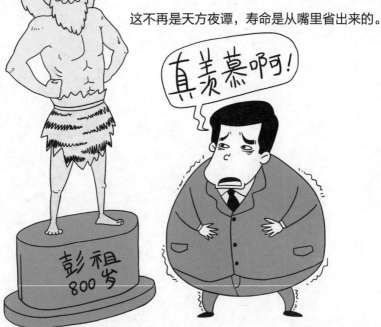

真羡慕啊！

彭祖 800岁

Part 6　"少食生活"能更好地驾驭生命

自从我开始推广少食和辟谷之后，有许许多多的学员从中获益。就如前文所说，欧阳小星通过少食控制住了自己的欲望，赵庆丰通过少食 Hold 住生命年轻态，安晓平通过少食让生命得到重生……他们的经历充分验证了古人的话："**所食愈少，心愈开，年愈寿；所食愈多，心愈塞，年愈损焉。**"少食长寿，如此看来，古人的话还是非常有道理的。

我记得第一次在课堂上讲"我们每个人都可以活过123岁"时，许多学员们都觉得难以置信。大家都说能活个七八十岁的就很知足了，那要活过123岁，岂不是成了神仙啦！其实，我觉得，这跟神仙没有什么关系，这是我们生命本身具备的潜力。

要知道，上古之人皆长寿。《黄帝内经》中黄帝曾说："余闻上古之人，春秋皆度百岁，而动作不衰。"这说明什么？说明我们每一个人其实都有活过100岁的可能。

我查阅许多资料，走过许多地方，一直在思索有关生命的话题。后来，我想上古之人之所以长寿，应该与他们的生活环境、生活方式大有关联。你看，上古之人的生活环境、生活方式就是自然，所谓的自然就是有就吃，没有就不吃。一个是吃的状态，一个是不吃的状态。这是饮食的两种状态，关于这一点，我们可以从图布族的生活中得到例证。

图布族生活在贫瘠的北部撒哈拉大沙漠，那时他们的生活方式可以说最贴近人类的远古祖先。

图布族人一日三餐都很少，但身体异常强壮，多寿星。曾经流传着这样一个笑话形容图布人的饮食状况："图布人一天吃一颗椰枣就够了。早晨吃果皮，中午吃果肉，晚上吃枣核"。这个笑话可以说在一定程度上反映了图布人的生活状况。

图布人的饮食一年四季都不变，早晨喝浓茶，那是一种由荒漠中的草浸泡而成的茶；午饭吃几颗椰枣；一把用棕榈油浸湿的忝子或捣碎的草根就算是晚餐了。然而，就是这样的饮食方式，图布人大都长寿，即使到老年之后牙齿仍完好无损。据说有一个外地人拿出肉罐头给图布人吃，谁知道，肉一吃到嘴里，他们就马上吐了出来，因为他们从未见过肉，更不知道肉的滋味。

图布人为什么长寿？这个奥秘至今仍未全部揭开。但是有一点肯定的是，他们的生活贴近自然，在饮食上，量更是很少，**"有就吃，没有就不吃"，从不强求，这种顺应自然、适应自然的少食行为对长寿有着重要的意义。**

我曾经到各地去拜访过许多长寿老人，发现他们的饮食量比其他人都少，大约是一般人的 1/3。我也曾看到一篇这样的报道，说是有两组老鼠，一组老鼠给予它们充足的食物，另一组老鼠的食物减少 40%，结果发现，少食这组老鼠的寿命会增加 20% 或 30%。按照该比例推算，人类少吃 40%，可延长 20 年的寿命。

读完这篇报道，我就想，**现在我们人类的平均寿命是 70 多岁，加上因少食而增加的寿命 20 年，那就是说只要我们少吃一点就能达到 90 多岁，如果你再关注健康，对身体多做做保养的话，活过 100 岁那是非常有可能的。**

生命因管理而健康，因管理而超越。我们要对生命有一个重新的认识。**不要认为食物吃到肚子里就是好的，不要认为吃多了就对身体好，万物都有一个承载力的问题，更何况我们娇弱的肠胃。**饱食非但不能增进健康，反而会加速衰老。可是，现实中的我们并没有学会管理自己的生命，也没有学会正确地使用自己的生命，多数的时候都在无端地消耗和透支。如此下去，生命怎么能够长寿？

又想起某次开车回家的路上，一个司机十分在意自己爱车的情景。可悲的是，很多时候，我们都会忘记了对身体做做保养，生命的长度自然会缩短。我提出"123生命工程"，就是希望能帮助大家更加了解自身、认识生命、管理生命、应用生命，从而更加健康，更加长寿，最终实现生命的超越。

在这里，我想对大家说，**我不能让你不生病，但我可以帮你更加健康；我不能让你长生不老，但我可以帮你更加长寿。**

我希望能和大家一起走过123岁！这绝不是一句简简单单的口号，而是一句实实在在的誓言。这也不是一个看不到任何希望的想法，因为我们的祖先已经向我们证明人类完全可以做到这一点，只要我们跟随先人的脚步，学习他们顺应自然、适应自然的饮食方式，相信也会跟他们一样拥有更长的生命时间。

这里，我还要明确一点，**123 岁不是让大家将 123 岁作为一个生命的终极目标，而是让大家能够健康长寿，或许我们的寿命远远比这个还要长。**

担起了自己，就担起了整个人类

　　人，才是组成一个社会的最基本单位，什么样的人造就什么样的社会。人心向善，则社会向善；人心向恶，则社会向恶。每个人每天少吃一点，不仅是利益自己的事，更是利益全人类的事。担起自己，就担起了整个人类。

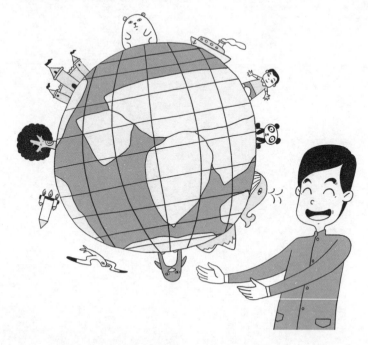

正如前文写道的：23 岁那年，我由于过度劳累，生命突然短暂"死亡"。当时"死亡"的我没有任何意识，也没感觉到痛苦，可是，当被人救醒后看到身边至亲至爱的人时，我感慨万千！是啊，**死亡对于死去的人来说或许并没有什么，可对于活着的人来说，那是怎样的痛苦啊！**

经历了那次特殊的"轮回"后，我开始思考生命、研究生命。

为了找到答案，我走过许多地方，拜过许多名师和明师；我翻过无数经典，无论道家的、佛家的，还是其他宗教的，都认真加以研读；我学过气功、学过养生……也学到了很多养生的"实战"经验，但在这个过程中，我一直找不到答案。

后来，在一次无意的辟谷中，我发现了，**原来我们生存真的很简单。再到后面，我发现在生活中最简单易行的方法就是——少食。**

在逐渐"少食"的过程中，我才真正感悟到：各种富贵病的出现，老年病的提前，很多都和现今人们的饮食有关。而且现在环境污染的加剧、资源的严重消耗、自然界的很多不和谐其实从根本上也都和人们错误的饮食习惯有关。所以我在想，假如我们每个人少食点儿，全球 70 多亿人都少食一点，人们的健康状况会不会得到改善？资源的消耗会不会减少？动物排放的废气污染会不会得到缓解？

人类从动物界一路走来，渐渐走向了部落社会，走向了社会化的一种生存方式，又渐渐走入了一个文明的时期，而什么是所谓的文明时期？真正的文明是什么？仅仅是外求的物质文明吗？买个录音笔、买个电脑、买个手机，就是文明？如果没有保养的意识，对"生命"没有认知，那还算得上真正的文明么？这些"高科技"本身是自带"生命"说明书的，如果我们学会按照说明书的要求认真保养它们，至少也算是一种文明的表现。可是，哪个人类的生命个体出生的时候会带着说明书呢？孩子出生的时候，会吭当掉个"生命使用说明书"？没有！但是我们还大大方方地、毫不隐讳地在用自己的生命，而且不知道如何合理地用。我们生在文明社会，却越来越不懂什么是真正的文明！

少食让自己健康一生，让子孙永续健康。

一个人少食，不仅仅关系到自己的健康，也能托起整个家庭的幸福。而家庭是社会的细胞，每一个家庭的健康、和谐将会为整个社会的和谐发展注入活力。

一个人，只有自己健康了，才能够促进家人的身体健康。少吃点，吃慢点，品出味道，那么整个家族生命的质量也会去由此而改变。

贵族不是一代人养成的，家庭成员每个人的饮食品质变了，精品化了，世世代代才会延续一种金品质的人生，人生的管理的序幕才会从此拉开。

少食不仅仅是一个人的事，也是全人类共同的事业。我曾经问一个在北京工作 5 年的朋友：现在和前几年相比，北京给他的感觉变化大么？他说，"大多了，车比以前多，雾霾比以前多，餐馆比以前多，人也比以前多……"

100 年前，人们对资源能源，物品的拥有和耗用都很小，但这 100 年的变化中，很多资源都面临枯竭的危险。5 个 100 年，10 个 100 年，10 000 个 100 年以后，我们还要不要让我们的子子孙孙活下去？我想没有一个人会说"NO"，那么，一万年以后我们的子孙，他们靠什么来在地球上生存，如果按照这样的发展速度，100年前到今天，今天再到100年以后……再到200年以后，500年以后，1000年以后，10000年以后……如果按这种方式，始终没人来理这个头绪，没人来呼吁，没人来倡导，没人来呐喊，那么按照这种方式发展，我们的后世子孙未来还能生存下去吗？

少食，让城市低碳，也能减少无限杀戮。

因为国家和社会的需求大，所以要在全国各地运输那么多物质，就要消耗很多能源，排出很多废气。我们来算一笔账，如果能把粮食、蔬菜的运输减少1/3，煤炭、天然气、水、电能资源可以节约多少？如果一个人、一个家庭能少开一次车出去吃一顿饭，能节省多少能源的消耗和减少多少废气污染？而超市、餐馆和购物场所因为大量运输消耗的汽油、柴油和车辆带来的污染又会减少多少？对于整个家庭而言，少吃一顿饭，用来煮饭，洗米，洗菜的费用又能节约多少？这对整个家庭和社会都有极大的益处。

生活中，我们经常听到人们痛恨食品安全问题，抱怨物价涨得快，可是市场不能满足我们的需求时，就必然会出现"以次充好"的情况，商人为了获得可观的回报，也必然会提高物价。所以，我们是不是应该反观自己本身存在的问题：是因为自己不懂节制和贪婪才间接加快了"不安全食品"的出现，从而也进一步推动了大气污染和能源消耗的步伐。

还有一个很最重要的因素，现在世界上污染最大、最严重的是什么？可能很多人会说汽车尾气，其实汽车尾气占的比例只是很小的一部分，最大的污染源是人们饲养的动物，他们的呼吸和排气造成的大气污染几乎占到了一半。面对如此严重的污染，如果我们能少吃一餐，可以少养多少动物？可以少杀多少生命？这样不但节省了饲养动物的那部分"粮食"，缓减了大气污染，也能间接地减少了对动物的杀戮，这将是一件多大的功德阿。

素食主义者宣称每一位素食者持续一年就可以减少 1.5 吨的二氧化碳；如果全球的人都吃素，只需要 30% 的土地就足以喂养所有的人，人类从此就可远离饥饿之苦。而如果我们少食一餐，我们至少能节约这世界上 1/3 的资源！

今天的中国，经济社会发展水平达到了新高度，但资源和环境的压力仍能很大，尤其是土地和粮食。少食看似是日常生活中的小节，但从长远来说却是大事。

少食，为政府减压。

当我们坚持少食，国家在农业方面的压力会不会小一些;

当我们坚持少食，对食物没那么多需求时，全社会的运输压力会不会小些；

当我们能坚持少食，把自身身体素质搞好一点，社会医疗保障压力会不会小一些；

当我们能坚持少食，在身体素质好的同时，有更多精力去读书、学习，全民整体素质大幅度提高，那政府的教育压力会不会小一些；

当我们坚持少食，当每个家庭都和谐、美满时，那青少年犯罪的概率会不会小一些，夫妻离婚率会不会小一些，孤寡老人没人料理的状况会不会少一些……

当我们坚持少食，每个人都带着和善、宽容、慈悲的心去和同事、下属、上级、客户、合作伙伴相处时，企业的正能量会不会多一些；

……

如此种种，不胜枚举，一个人饮食习惯的微小改变，会牵动社会的方方面面，从长远来说，还能起到为社会减压的巨大作用。

少食，让世界和平，让地球环保持久。

Part 6 　"少食生活"能更好地驾驭生命

　　2009 年 11 月 15 日，联合国秘书长潘基文绝食 24 小时，以此来呼吁人类消除饥饿。为了帮助人们更好地滋养生命，也为了让自然环境变得更好，我不仅倡导"人类少食健康工程"，还要倡导将每年的 12 月 12 日这一天定为"世界辟谷日"。有人曾问我：世界性的节日不是要联合国定的么？我告诉他，不管是谁定，总得有一个人先站出来，先去呼吁，否则永远没有被定下来的可能。

　　少食，用那些原本"多余"的粮食给现在贫困地区的人，对于他们来说将会是多大的幸福！少食，餐桌上减少了 1/3 的各种肉食，也意味着有超过 1/3 的动物不被杀戮，每天如此，每月、每年如此，给整个自然界减少多少杀戮，给整个人类积下多少福德！少一些杀戮对于一个人、一个家庭和一个社会又会是多大的慈悲！中国的人口占到了全世界总人口的 1/4，如果现在我们每个人都能够做到这一点，这对整个世界来说，就不仅是一个倡导问题了，而且会有更深层次的价值和更实质的意义。

　　少食，担起自己，也就担起了整个人类。

　　可能有人会说，我自己的生命爱怎么用就怎么用，可是你有没有想过自己后代的生存？也可能有人会说，我一个人的力量毕竟有限，因"少食"带来的环保问题又能起多大的效用呢？可是，人毕竟是有感情的动物，人是文明的创造者，更应该是一种社会责任的担当者。如果我们每个人不能从自身做起——少食点，又怎敢奢求他人、政府和社会为我们提供更舒适、更健康的生存环境？

把由于自身导致的问题全部推给一个政府、一个国家，是不成熟，也是不负责任的表现。大家都知道，人才是组成一个社会的最基本单位，什么样的人参与社会活动，就会缔造出什么样的社会。人心向善，则社会向善；人心向恶，则社会向恶。

现在我要给的是一个系统，告诉人们如何来认知自己的生命，管理自己的生命，提升自己生命的品质，因为这样就可以改变人类蒙昧的、愚昧的、继续稀里糊涂、懵懵懂懂应用自己生命的历史。**我愿意从我的"人类少食健康工程"开始，引导人们少食，让人们懂得生命管理，获得健康，驾驭健康，提升生命的质量。**一个生命，虽然是渺小的，但是每一个大事件都是由这些渺小的生命来成就的，尽管我个人的呼唤不会产生多么大的影响，但我相信会有越来越多的人加入这个行列。撬起地球的支点，永远不是某个领袖，某个精英或者某个英雄，而是我们每个人愿意尝试改变的心灵。由此开始，哪怕一代人做不到，但是两代人、三代人、五代人可能会做到，那么整个人类才是真正意义上最有品质的生命。

少食健康，人人都可以做到！

少食健康工程，需要人人支持和参与！

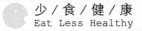

附　录

生命宣言

我热爱我的生命!

我一定健康幸福地走过 123 岁!

我的身体青春年少、体力强健!

我的五脏六腑能量充足、功能强劲!

我的骨肉筋血四大系统健康强壮!

我的每个细胞充满能量、充满活力!

我的每一个器官、每一个系统、每一个细胞的生命周期完满超常!

我热爱我的生命!

我一定健康幸福地走过 123 岁!

我的整个身体前后左右上下虚空通透！

我的生命和天地万有融为一体！

我身心喜悦、和乐康泰！

我每天都有最美好的睡眠！

我每天都生活在幸福快乐之中！

我拥有最和睦、最健康、最幸福的家庭！

我热爱我的生命！

我一定健康幸福地走过 123 岁！

我是一个诚信的人！

我是一个担当的人！

我是一个奉献的人！

我是一个充满爱的人！

我是一个受人喜欢的人！

我热爱我的生命！

我一定健康幸福地走过 123 岁！

我热爱我的家人！

我热爱我的祖国！

我热爱整个人类!

我热爱大自然!

我热爱地球家园!

我热爱我的生命!

我一定健康幸福地走过 123 岁!

我积极参与"123 生命工程"!

我坚持并全力宣导"人类少食健康工程"!

我们共同走过 123 岁!

后 记

一个人从出生到死亡，要体会很多种感情，要经历很多的风浪，要拥有很多的财富。可是，没有一种情感能超越无常的生死，没有一种风浪能击垮求生的信念，当然也没有一种财富能超越身体的健康。

少食点，更健康；要健康，少食点！

你知道吗？

据国际红十字和红新月联合会《2011年度世界灾难报告》统计，全球尤其在非洲，每年约有300万儿童因营养不良死亡，近1.78亿儿童因缺乏食品而发育不正常，约10亿人挨饿度日。而地球的另一端德国每年扔进垃圾桶的食品多达1100万吨，价值约合216亿欧元，其中居民扔掉的食品多达670万吨，占食品浪费总量的61%，平均每人每年浪费81.6公斤，价值235欧元。

尽管德国联邦农业部在很早以前公布的这一调查结果已

经显示出食品浪费程度的严重性，但和欧洲其他国家相比还是小巫见大巫。联合国统计，全球每年制造的食物1/3遭到浪费。

你知道吗？

在中国，人口超过13亿的土地上，人均耕地面积不到1.5亩，是世界人均值的1/4；如此宝贵的耕地，每年还在以千万亩的速度在消失。我国东部600多个县（区）人均耕地低于联合国粮农组织确定的0.05公顷（0.75亩）的警戒线。而我国由于设备和管理落后，粮食在收获、储存、调运、加工、销售和消费中的总损失高达18.2%，这就意味着，我国每年的产后粮食大约有850亿公斤会被白白浪费掉。

资源越来越少，可是我们的胃口却越来越大，对粮食的需求越来越多，而且浪费越来越严重，那么，我们究竟还有多少资源能留给我们的子孙后代？

今天我们可能面临的是10亿人口的缺吃少喝，可是10年、20年、30年后呢？如果我们一直这么"吃"下去，人类的未来会走向哪里，那些将来可能吃不到饭的孩子中间会不会有我们的后代？

还觉得以后子孙千秋的事自己管不了，也管不着吗？

还觉得"少食工程"任务巨大，离自己很遥远吗？

如果不从现在开始尝试实践"少食"，那我们可能就会成为损害自己健康的"刽子手"，成为危害未来子孙后代身心健康的"助推器"。世界卫生组织预测，到 2015 之前，包括癌症和心脏病，每年会夺走 640 万人的性命。

我们还要无动于衷吗？

我们是否还活在"吃多不自知"的状态里？

我们是否还继续沉浸在酒肉宴席之间所谓的"享乐"中？

我们是否在请人吃饭的时候还拼命表现出阔绰的样子？

我们是否已经隐隐感觉到了身体发生的异样却迟迟没有行动？

当我们每天大口大口吃着那些尿素泡的毒豆芽，反复食用地沟油，吃着加了瘦肉精的猪肉，又让孩子喝着劣质的奶粉时，我们真的能那么心安理得吗？我们真的一点都没担心过吗？

严峻的形势已经在眼前了，那么，面对重重危机，我们该怎么办？

汉代王充在《论衡》一书中曾道："欲得长生，肠中常清；欲得不死，肠中无滓。"

晋代葛洪在《抱朴子》中指出："长生要清肠，不老须通便。"

今天我说："欲要长寿，身体常瘦！"

"延年益寿"一直以来都是全人类追捧的话题，我们要长寿，不仅仅是生命时间的延长，更应该是生命品质提升后的扩展。我们要过有品质的生活，我们要过有意义的人生！

今天，这本书写完了，可是"少食工程"的使命才刚刚开始，它已经不是一个人的倡导，而是所有有识之士一起要做的大事，这是一件我们在日常生活中谁都能做的大事。

联合国秘书长潘基文绝食 24 小时来呼吁人类消除饥饿。

今天，我倡导大家加入我们"人类少食健康工程"，奉献自己的一点点力量，为了我们自己的健康，为了我们的子孙后代，少食点，更健康！

每日少食一餐，让我们的肠胃暂时休息，减轻脏器负担；

每日少食一餐，让我们的身体得以净化，让囤积在我们体内的毒素得以排除；

每日少食一餐，少点觥筹交错、阿谀奉承，多留点时间给自己和家人；

每日少食一餐，减少车辆为我们辗转运送食物而产生的污染；

每日少食一餐，降低多少运输而产生的油耗；

每日少食一餐，节约我们生产饮食而使用的水资源；

每日少食一餐，减少烹调、用餐电力资源的使用；

每日少食一餐，减少多少燃气、煤炭资源的消耗；

每日少食一餐，减少对食品垃圾，人类消化垃圾的处理费用；

每日少食一餐，让更多生灵免遭杀害。

我相信，如果全球人都可以少食一餐，那么所有的问题都会迎刃而解！

汇智博文书友会志愿者招募进行中

"博文书友会"是北京汇智博文文化传播有限公司为读者精心打造的一个交流平台。北京汇智博文曾出版过的《21岁当总裁》《亚洲华人企业家传奇》《站着上北大》《邓超明创业笔记》《唤醒心能量》《年轻人，干销售去》《带团队就这么容易》等图书，在全国各大高校中引起热烈反响，学生们好评如潮，为此，我们特意开通了博文书友会，一个能让广大学生读者相互交流的平台。四年来，无数读者在书友会中发表了自己真实的声音，彼此鼓励，寻找自己的人生方向。现在，我们真挚地邀请你参与到我们中来，与我们一同为更多的读者举办更有创意、更有意义的读书活动。

成为志愿者，你可以协助我们组织并参与这些读书主题活动。更多更有创意的活动，等你发现，等你策划。

1.与作者"亲密接触"

"博文书友会"走进校园定期举办书友交流会，力邀畅销书作家与书友零距离接触，分享自己的成功经验，并回答广大书友的提问。

2.获得免费的培训课程

"博文书友会"会定期抽取一部分幸运会员，免费参加由作者主讲或由我公司举办的培训课程。这些课程主要涉及以下主题：心灵成长、人生规划、职场礼仪、企业管理、质量问题、品牌营销、投资理财、潜能开发、健康保健、亲子教育等。

3.及时获得新书资讯

"博文书友会"定期将我公司出版的新书书目以邮件形式通知书友，让读者朋友足不出户即可获知最新的出版资讯，尽享快人一步的阅读乐趣。

4.给您挥洒智慧的舞台

为了帮助那些有志于写作的读者朋友们施展才华，"博文书友会"对会员们的投稿提供优先审阅、优先出版的机会。

5.助您广交天下友人

"博文书友会"定期为五湖四海的书友们举办沟通、交流活动。相信"书友会"安排的各种活动不但可以让您增长知识，还能放松身心，广交天下志同道合的朋友。

每月我们会为志愿者提供书目，供大学志愿者组织读书交流会（书籍是免费借阅）。

有兴趣的同学可通过以下联系方式咨询：

QQ 咨询： 800021324　　　　　　志愿者群：286337728

联系电话：010-84829728　010-51149514　传真：010-84829578

邮件地址：bjzyy2008@163.com　　　　地址：北京市朝阳区紫玉山庄别墅641栋

北京汇智博达图书音像有限公司
北京汇智博文文化传播有限公司

公司简介

北京汇智博文文化传播有限公司暨北京汇智博达图书音像有限公司，成立于2008年，是中国民营书业最具发展潜力的专业出版机构之一。

我公司集图书策划、创作、发行于一身，践行出版加传媒的跨界联合模式，逐渐形成了以经管培训、心理励志、生活健康、文史传记为主的几大成熟产品线，并摸索出一整套畅销书运作模式，在市场上取得了不俗的成绩，得到了业内同行和广大读者的一致肯定与赞许。

公司创立6年以来，策划了大量优秀图书品种，平均单品发行量在2万册以上，每年还能推出多本发行量超过10万册的畅销书。例如，2008年开始陆续推出的《21岁当总裁》系列图书，5年来累计销量超过了100万册；2012年，励志类图书《站着上北大》，销量超过10万册；2013年推出的《钓鱼岛背后的货币战争》《带团队就这么容易》等图书，前3个月发售即突破5万册。2014年第一季度重点图书《唤醒心能量》《年轻人，干销售去》《孩子，你的天赋妈妈懂》《少食健康》正火爆上市。

我公司始终以市场为导向，紧密关注社会热点，通过专业化出版团队，策划以真、善、美为核心价值观的图书产品，积极培育中国本土畅销书作家，力争将"汇智博文""汇智博达"打造成为中国图书出版行业的一流品牌。在公司未来的发展规划中，图书品种将从年均30个扩充到年均生产100个。我们希望为广大读者生产最优秀的图书产品，带来最优质的阅读体验，同时愿与社会各界同仁共同推进中国图书出版行业的市场化进程！

公司的优势

1. 强大的选题策划能力：一整套成熟的畅销书策划经验和运作模式。

2. 丰富的媒介营销资源：几百家平面媒体+网络媒体+线上线下活动+其他媒介的立体联合营销。

3. 综合发行渠道：新华书店，民营书店，网络、机场、高铁、商超等特殊渠道。

咨询热线：010-84827588 010-84827688 13581631735

传真：010-84827688-816 投稿邮箱：bjliuzhize@126.com

读者交流：QQ 800021324 网址：http://www.bjhzbw.com/

微博：http://weibo.com/1849210287

更多精彩尽在汇智博文网上书城
http://shop101388736.taobao.com/

北京汇智博文文化传播有限公司
http://www.bjhzbw.com/

北京汇智博文文化传播有限公司精品书目

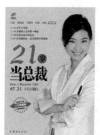

《21岁当总裁》典藏版
董思阳 著
团结出版社

· 凤凰卫视《鲁豫有约》真诚推荐。多次加印，引读者强烈共鸣！
· 智慧、财富、美貌集于一身的花季少女，感动百万创业者，影响千万青少年；励志传奇，激动人心。
· 逆流而上，决定勇敢，永不止步。年轻人，要有范儿！

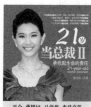

《21岁当总裁Ⅱ》
董思阳 著
东方出版社

· 承袭热销奇迹，女总裁续写畅销神话。
· 揭秘普通女孩蜕变为集团总裁的成功秘籍。
· 最前沿的个人修炼理念，8小时全方位提升自己。
· 千万青少年翘首企盼。

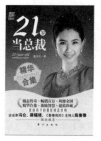

《21岁当总裁·精华合集》
董思阳 著
东方出版社

· 励志传奇，畅销百万，风靡全国。
· 精华合集，浓缩智慧，超值珍藏。
· 送给孩子的最佳励志读物。
· 著名企业家冯仑、蒋锡培，《鲁豫有约》主持人陈鲁豫联袂推荐！

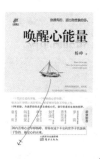

《唤醒心能量》
杨峥 著
东方出版社

· 国内著名心灵激励导师杨峥十年磨一剑，献给在这个不安的世界中迷茫的你。
· 阅读1个心灵故事，经历4个神秘阶段，破译24个心灵密码，就能发现全新的自己！
· 史上最具有实操性的人生管理手册，帮你在这个浮躁世界里寻找唯一安心之道！2014年最值得期待的暖心智慧读本！

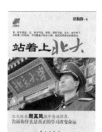

《站着上北大》
甘相伟 著
东方出版社

· 他是北大保安，他是"草根""蚁族"。
· 他又是北大中文系的一员，他曾荣获"2011中国教育年度十大影响人物"。
· 读本书，看一个不屈服命运的普通保安在没有资源、毫无背景的情况下，如何依靠奋斗，从苦难里逆生"精英意识"，凭借超出常人的奋斗精神最终考入北大中文系，与北大学子并肩学习的故事。
· 北大校长周其凤倾情力荐！
· 告诉你什么是真正的学习改变命运！

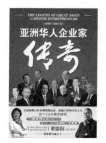

《亚洲华人企业家传奇》
牟家和 王国宇 著
新世界出版社

· 全面展示李嘉诚、王永庆等11位顶级华人企业家的致富秘史。
· 零距离接触商界领袖的非凡人生。
· 华人企业家鲜为人知的创富故事。
· 最具权威性的经商之道。
· 顶级商界精英的成功经验。

扫码有惊喜：买三本赠一本

关注有礼

淘宝书城

汇智博文公共微信

《零缺陷智慧》
杨 钢 著
新世界出版社

· 高效实用，集各种管理工具优点于一身。
· 量身定制，首创最适合中国企业应用的质量管理工具。
· 8年悉心修订，细化品质及绩效问题。
· 知行合一，集科学完备的质量管理理论知识及国内外顶级企业成功实践案例于一体。
· 轻松灵活，20年实操经验，文风轻松幽默，与读者亲切互动，让企业快速应用。

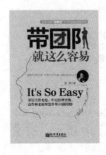

《带团队就这么容易》
容 易 著
新世界出版社

· 冠军团队"总教头"11年实操经验总结，上午看完下午就能用。
· 基层主管充电、中层经理晋级、高管和老板智慧升华的首选读本。
· 7大核心12个阶梯，厘清员工敬业心理，迅速培养给力人才，1000万中小企业都可使用的"人才复印术"。

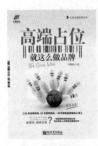

《高端占位，就这么做品牌》
冯帼英 著
新世界出版社

· 25年实操经验、30余营销案例。
· 一本书读懂品牌行销占位8策；行业一线品牌策划机构创始人，系统讲述高端消费的3类趋势、9大特征和5种类型。
· 一线营销机构和咨询管理公司，顶尖策划人和销售经理都在学！

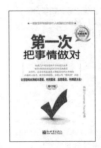

《第一次把事情做对》
杨 钢 著
新世界出版社

· 持续占据畅销书排行榜的销售冠军。
· 500强企业疯狂团购，从董事长到基层员工人手一册。
· 中远船务、国航、金杯、剑南春等名企狂掀"第一次把事情做对"热潮。
· 节约成本，提高效率，"绝不可错过"的年度必读书。

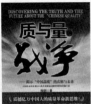

《质与量的战争》
杨 钢 著
东方出版社

· 震撼中国企业的质量革命新思维。
· IBM、GE、可口可乐等2/3的世界500强企业的"质量圣经"。
· 中国航空、航天、石油、化工等百余家行业领袖企业成功践行。
· "CCTV经济年度人物"蒋锡培、王文京等商界领袖联袂推荐。

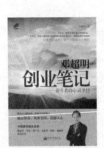

《邓超明创业笔记》
邓超明 著
新世界出版社

· 最真实的职场打拼经验。
· 最感人的创业心路历程。
· 属于奋斗者的心灵圣经。
· "互通国际"掌门人邓超明告诉你，每个人都能活出自己的精彩。

扫码有惊喜：买三本赠一本

淘宝书城

关注有礼

汇智博文公共微信

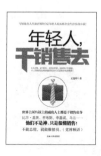

《年轻人，干销售去》
文建祥 著
吉林人民出版社

· 根据真人真事改编、带有自传体性质的底层小人物20年创业传奇！
· 最易学、最实用、最具有实操性的销售精英实战指南！真实呈现并分享给年轻人的30000小时销售经验总结！
· 当代中国弱势族群丛林社会生存教科书！未必人人都成功，但人人都必须学会生存，学会成长！

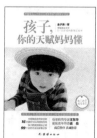

《孩子，你的天赋妈妈懂》
金子谦 著
团结出版社

· 中国专业人才库少儿考评专家13年亲子手记，0-16岁成长教育实战书；母亲教育专家王东华、著名青年导师袁岳，阅后作序，真诚推荐！
· 中国精英教育亲历者，16年研究与实践经验总结；孩子的美国名校之路，97个自助式成长故事分享。

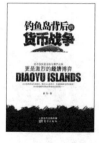

《钓鱼岛背后的货币战争》
黄生 著
东方出版社

· 这不仅仅是主权与尊严之争，更是激烈的经济博弈。
· 小小岛屿牵动大国神经，购买无人岛背后，究竟隐藏着怎样的秘密？
· 本书作者力图从逻辑和货币的角度抽丝剥茧地让读者看清争端背后的真相。

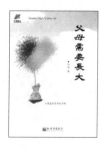

《父母需要长大》
孙钺 著
新世界出版社

· 小花盆里长不出大树。
· 是安逸地等待，还是勇敢地升级，父母必须做出选择！
· 站在法律、经济、文化、社会、哲学、科学、宗教和艺术多学科角度，对家庭教育进行全面、立体、深刻剖析。

· 还未出版，手写稿就已掀起口碑传播热浪！
· 透过犀利的笔触，感受理性的魅力。虽寒气逼人，却发人深省！

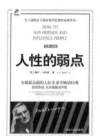

《人性的弱点》
[美]戴尔·卡耐基 著
韩堃 谭吉会 译
吉林人民出版社

· 全球最高端的人际关系学畅销经典，人类出版史上第二大奇迹。
· 风靡全球70多年的经典，1000多万人的命运得到改变，4亿读者在学习……
· 语言更贴近时代，着重个人沟通技巧与心智的提升。
· 教你克服沟通与处世的难关，开启生命的智慧，锻造心智。
· 解读人性的最佳读本。

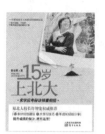

《15岁上北大：求学应考秘诀倾囊相授》
徐安琪 著
东方出版社

· 原北大校长许智宏权威推荐。
· 一个笨拙孩子人生低谷的绝地反击。
· 一条不自轻、不自弃，不断突破自我的蝶变之路。
· 12条针对性建议，6大学习技巧，10年成长经验分享。
· 提升成绩的秘诀，就在这里！

扫码有惊喜：买三本赠一本

关注有礼

淘宝书城

汇智博文公共微信

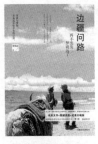

《边疆问路：再不出发，梦就远了》
李海培 著
吉林人民出版社

· 史上第一本真正意义上的旅行书——优美文字+震撼美图+纪录片视频！只此一次，震撼一生！
· 全彩设计！一百多幅真实美图，让视觉享受饕餮盛宴！不够？真实的纪录片视频总该能满足你的要求了吧！
· 献给迷茫疲惫的你，让一段特殊的旅行经历，唤醒你追梦的心！

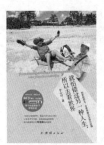

《就怕错过另一种人生，所以去看世界》
李心培 著
团结出版社

· 7旬夫妇140岁二人组，穷游世界，谁说只有年轻才可以；
· 50岁学开车、60岁学英语，只为年轻时的周游世界梦；
· 4年5万公里，踏遍七洲四洋，只为"待我两鬓斑白，携你万水千山"的承诺；20多个国家，100座城市，30余万字手写书稿，揭开高龄背包客的旅途故事。

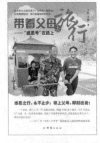

《带着父母去旅行》
王凯 王锐 著
团结出版社

· 独特的人，独特的旅行。6旬兄弟自制人力板车，拉着8旬的老母亲，4次户外旅行，徒步5万里。
· 纪实旅程，完整呈现。最原汁原味的孝道之行，最感人肺腑的旅行纪实。
· 反响强烈，全民关注。国内外上百家媒体深入追踪和采访，日韩等国追踪报道。

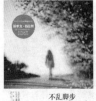

《不乱脚步，不荒流年》
熊显华 著
吉林人民出版社

· 依托两性情感世界，实述落单女、极品男等典型青年的青春隐秘故事。
· 70篇"故事型轻励志随笔"打动你我。
· 以"我"观世界，多种维度触碰内心深处的"微情感"。
· 细腻的心灵独白，让你体悟最洒脱的情怀。
· 犀利幽默的语言，温和有力的文字，文艺范儿中的重口味。

《恋上你的味儿》
陈保才 著
东方出版社

· 2013年最令人期待的美食情感力作，"微观爱情"视角下的全新两性解读！
· 作者透过美食，剖析爱的误解与困惑，探索人心与人性，教你在饕餮之中赢得爱情，收获幸福。
· 陈保才，被誉为80后情感教父。文笔优美，语言轻松活泼。传达出一种别样的爱情观和从容的生活态度，茶语饭后、枕边、旅行途中必备读本。

《思奔于柔情江湖》
周寿伟 著
新世界出版社

· 情迷香港+行走巴厘岛+梦幻之境迪拜+一个人的首尔+邂逅北纬1° +扶桑云游。
· 一部尊重内心的行走笔记，一段身心自由的奇幻之旅，一个文艺范老总，用诗意的笔触写下旅途上久违的感动。青春终将逝去，梦境之上，繁华之下，偶尔停下来，来一场心灵的寻根之旅！
· 这是一个人与16座城市的故事，一路行走，一路寻找，风景凝固在相片里，刻上时间的烙印，便也成了生命中最珍贵、最美的定格。

《了凡因语》
了凡 李黛 著
新世界出版社

· 家庭幸福，事业兴旺的必备宝典。
· 趋吉避凶，知命改命的最佳指南。
· 帮你参透天机，了悟命运，随顺真理，心想事成。
· 国宝级心理咨询师与著名作家联手打造的救世力作！
· 根据本书改编的同名电影即将全国公映，敬请关注！

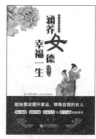

《涵养女德，幸福一生》
陈艺文 李宛儒 著
新世界出版社

· 身为女人，如何随顺真理，趋吉避凶？
· 如何让夫义子孝，求得家庭祥和？
· 如何幸福美满，享尽荣华富贵？
· "治国平天下大权，女人操得一大半"。好姑娘成就好妻子，好妈妈成就好孩子。涵养女德，富足身心，把幸福带给每一个家庭。
· 答案尽在本书中！

《原谅我不懂你的心》
一路开花 著
新世界出版社

· 学习孝道，感悟亲情经曲作品。
· 80个饱含深情的情感故事。
· 带你品尝世上最美好、最纯真、最极致的情感。读过此书，让你每天沐浴在爱的温暖之中。

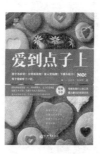

《爱到点子上》
边四光 张安玲 著
东方出版社

· 深刻剖析爱的真谛，系统解读爱的技巧。教育孩子、情侣相处、朋友交往、同事沟通的便携读本。
· 70后老顽童，300多场爱的公益演讲，还原人生百态，直戳十几亿人爱的盲点。
· 为你奉上轻松幽默的文字、真实动人的案例，让你用一本书读懂爱。

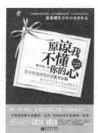

《完美逆袭：我的幸福攻略》
TONG 著
新世界出版社

· 一部"草根女"奋斗蝶变的真实心路告白书。
· 正能量女孩TONG道破事业成功与婚姻美满的"天机"。
· 献给天下女性独家幸福攻略！
· 她用自己的真实经历告诉你：事业成功的秘诀可以复制，婚姻幸福的奥秘可以拷贝！

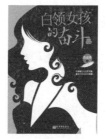

《白领女孩的奋斗》
肖亮升 著
新世界出版社

· 有梦想的女孩最可爱，奋斗也是别样的性感。
· 我们不只是在做一份工作，更是在经营一种人生！
· 女孩，如何在梦想与现实的边缘从容行走，在职场和爱情之间游刃有余。
· 本书是你理想的求职指南地图，职业形象顾问，人际关系参考，升职加薪锦囊。

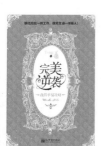

扫码有惊喜：买三本赠一本

关注有礼

淘宝书城

汇智博文公共微信

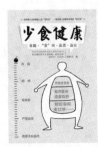

《少食健康》
盛紫玟 著
科学技术文献出版社

· 吃了一辈子饭，你吃对了吗？寿命是从嘴里省出来的。
· "光盘"不如"少点"，"少点"更应"少食"。
· 46幅"食"尚漫画+16种饮食误区解析，给老百姓最贴心的饮食智慧。
· 零点研究咨询集团董事长、飞马旅发起人袁岳诚挚推荐。

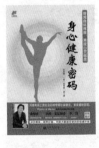

《身心健康密码》
沈思源 [美]菲利普 著
新世界出版社

· 缓减身体疼痛，清理心灵。风靡美国上流社会的神奇东方疗法，首度揭秘呈现。
· 著名中医文化专家曲黎敏，奥斯卡影后、《泰坦尼克号》女主角凯特·莱温斯特，生物学家李钢联袂推荐。

· 政治精英、商界巨富、明星大腕都在使用的健康手册。

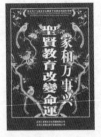

《圣贤教育改变命运
家和万事兴》

· 不懂教育的老人，终被不孝儿女抛弃。
· 岂容丈夫孝父母，自私怨恨女霸王。
· 昨天歌厅娱与乐，今日妻离又子散。
· 半生习气不知改，一朝爆发险丧命。
· 若要家和万事兴，圣贤教育改运程！

《群书治要之管理智慧》
蔡礼旭 著

· 全球弘扬中华传统文化领军人物蔡礼旭老师首度破解《群书治要》中蕴藏的管理智慧！
· 管理者自我心灵能量开发的绝佳读本！用十二字道德箴言，营造管理者强大的内外气场。
· 不抱怨、不生气的道德管理圣经！让管理简单、高效、人性化。
· MBA商学院永远不会教你的领导力！党政领导干部、企业高管、行业精英自我提升必备枕边书！

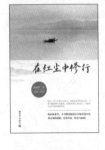

《在红尘中修行》
苏引华 著
新世界出版社

· 有人的地方就是江湖。修行，并不专属于遁入空门的了悟者，能够不断修正自己的一言一行，即使身处红尘也能活出成功和幸福的人生。
· 从山间无名少年蜕变成公司总裁，在追寻梦想的道路上，苏引华从未停下脚步。书中的七十余篇日记，不仅仅记录了他的创业故事，更是他三十年人生经验的沉淀。一册随身相伴，追梦的路上，我们不再孤单。

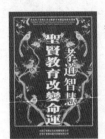

《圣贤教育改变命运
孝道智慧》

· 孝是人生福慧的根本。
· 行孝是内心祥和安乐的源头。
· 孝能理顺职场人际关系。
· 孝可以为团队注入能量。
· 改变命运，从孝养父母开始。
· 中国老龄事业发展基金会会长、中国民政部原副部长李宝库，山东卫视《天下父母》栏目艺术总监吕明晰感动作序推荐！